张 伟　向天新　卢才菊　主编

雾化吸入治疗
实用手册

化学工业出版社

·北京·

内 容 提 要

本书从雾化吸入疗法的概述、临床应用以及护理三方面进行阐述，简要地对雾化吸入的发展、影响因素、装置、方法以及雾化吸入的相关药物等方面进行了介绍，较全面地描述了雾化吸入疗法的适应证、禁忌证、常见并发症的处理原则、在临床各系统疾病中的应用以及其新进展等。本书旨在补充临床医务人员在雾化吸入疗法方面的相关知识，规范医务人员的操作，为医务人员在临床实际操作中提供循证实践依据，以取得更优疗效。

图书在版编目（CIP）数据

雾化吸入治疗实用手册/张伟，向天新，卢才菊主编. —北京：化学工业出版社，2020.8（2024.9 重印）
ISBN 978-7-122-37219-2

Ⅰ.①雾… Ⅱ.①张…②向…③卢… Ⅲ.①呼吸系统疾病-治疗-手册 Ⅳ.①R560.5-62

中国版本图书馆 CIP 数据核字（2020）第 103999 号

责任编辑：邱飞婵　　　　　　　　文字编辑：李　平　陈小滔
责任校对：边　涛　　　　　　　　装帧设计：关　飞

出版发行：化学工业出版社（北京市东城区青年湖南街 13 号　邮政编码 100011）
印　　刷：北京云浩印刷有限责任公司
装　　订：三河市振勇印装有限公司
880mm×1230mm　1/32　印张 6¼　字数 171 千字
2024 年 9 月北京第 1 版第 5 次印刷

购书咨询：010-64518888　　　　售后服务：010-64518899
网　　址：http://www.cip.com.cn
凡购买本书，如有缺损质量问题，本社销售中心负责调换。

定　　价：32.00 元

编者名单

主　　编　　张　伟　　向天新　　卢才菊

副 主 编　　刘鲜花　　李春莉　　王　永

编　　者　　张　伟　　向天新　　卢才菊

　　　　　　刘鲜花　　李春莉　　王　永

　　　　　　郭小玲　　杨　阳　　刘　思

　　　　　　廖师红　　邬红云　　洪琼花

　　　　　　肖德龙　　陈淑云　　孙龙华

　　　　　　熊雅文　　付紫微　　刘秀秀

前　言

　　随着超声雾化机及计量吸入喷剂的发明，雾化吸入给药被广泛应用于临床。雾化吸入是一种药物输送方法，以吸入呼吸道的雾状气溶胶形态给药，因此，雾化吸入疗法是呼吸系统相关疾病非常重要的治疗手段之一，与口服、肌内注射、静脉滴注等给药方式相比，具有药物直接作用于靶器官、起效迅速、疗效佳、全身不良反应少等多种优势，目前在国内外均被广泛应用于临床。

　　近年来国内外先后制定并发布了有关雾化吸入疗法的多个专家共识和临床指南，但每篇文献涵盖内容少且不够综合，信息非常有限。本书是在参考大量国内外文献基础上结合临床实际，积极讨论，反复修改后编著而成的系统性临床实用指南。本书内容全面，科学性、权威性、指导性、可操作性强，涵盖了雾化装置、雾化常用药物及不良反应、雾化吸入的临床应用、雾化吸入的护理等内容，以图文结合形式展示给读者，一目了然。本书的出版以期规范雾化吸入疗法在临床中的应用，普及雾化知识，为临床提供借鉴和参考。

　　由于参考信息有限和编写时间仓促，本书内容难免存在不足，欢迎广大读者反馈指正，以便再版修订。

张伟

2020 年 5 月

目 录

第一章

概　述

第一节 雾化吸入的概况

一、定义

雾化吸入是指用雾化装置将药液分散成细小的雾滴以气雾状喷出，经呼吸道吸入达到治疗效果的给药方法。

二、目的

(1) 湿化气道，洁净气道 常用于呼吸道干涩、痰液黏稠、气道不畅者以及气管切开术后的常规治疗等，帮助稀释痰液，湿化洁净气道。

(2) 预防和控制呼吸道感染 消除炎症，减轻呼吸道黏膜水肿，稀释痰液，帮助祛痰。常用于咽喉炎、支气管扩张、肺炎、肺脓肿、肺结核、胸部手术前后等患者。

(3) 改善通气功能 解除支气管痉挛，保持呼吸道通畅，常用于支气管哮喘等患者。

(4) 治疗肺癌 间歇吸入抗癌药物治疗肺癌。

(5) 诱导排痰 通过吸入药物引起反射性咳嗽或刺激气道黏膜从而促进痰液分泌的增加，达到诱导排痰的效果。

(6) 麻醉 通过呼吸道将麻醉药以蒸汽或气体状态吸入肺内，经微血管进入血液以产生麻醉效果。

三、原理

应用雾化吸入装置，使药液形成粒径 $0.01 \sim 10\mu m$ 的气溶胶微粒悬浮在空气中输入呼吸道，作为全身治疗的辅助和补充。

有效雾化颗粒直径应在 $0.5 \sim 10\mu m$，其中 $3 \sim 5\mu m$ 是最适宜的雾

化颗粒直径。各雾化颗粒直径大小与其在气道内的沉积部位的关系见表 1-1。

表 1-1　各雾化颗粒直径大小与其在气道内的沉积部位的关系

雾化颗粒直径/μm	雾化颗粒在气道内的沉积部位
>100	不能进入气道
>15	口腔
10～15	口咽部
5～10	上气道
2～5	传导气管
1～2	肺泡
<1	不能沉积直接被呼出

肺内沉积的气溶胶大小见图 1-1。

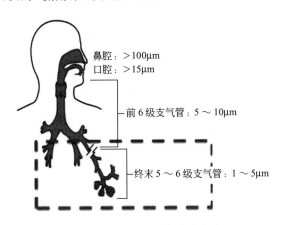

图 1-1　肺内沉积的气溶胶大小

四、雾化吸入疗法

1. 优点

① 药物直达呼吸道病变部位，局部药物浓度高，药物的有效成分在呼吸道沉积时间长，而在周围血液的浓度低。

② 起效快，时间短，药物直达靶器官，适用于危重症患者的抢救工作。

③ 所需药物剂量小，明显减少药物毒性作用和不良反应。

④ 同药物注射方式相比，极大减少患者频繁注射的痛苦，且雾化可同时吸入多种药物，使用方便，儿童治疗配合度高。

⑤ 湿化气道，稀释痰液，可以普遍应用于各种呼吸道疾病。

2. 临床使用对比

① 注射剂：注射剂生产成本高，注射部位易造成创伤，不良反应出现迅速，药物经血液分解且刺激血管，风险性相对较高。例如静脉滴注的甲泼尼龙琥珀酸钠。

② 口服剂：需要肠胃的吸收分解，刺激胃肠黏膜且吸收速度较慢，吸收量也不规则。例如口服的泼尼松。

③ 吸入剂：药物进入呼吸道，直接作用于病变部位，起效迅速。例如布地奈德。

吸入与口服支气管舒张剂的比较见表 1-2。

表 1-2 吸入与口服支气管舒张剂的比较

项目	吸入法	口服法
剂量	低（µg）	高（mg）
开始作用时间	快（5～10min）	慢（30～40min）
作用持续时间	5～6h	5～6h
作用部位	病变部位直接吸收（10%～20%）	病变部位间接吸收（2%）
副作用	少（易耐药）	多
操作	需要指导	操作简便

3. 禁忌证

① 自发性气胸及肺大疱患者慎用。

② 干粉吸入器不适用于婴幼儿、气管插管或气管切开者以及危及生命的气道阻塞者。

③ 以氧气为驱动源的喷射雾化器，由于氧浓度过高，慢性呼吸

衰竭、低氧血症伴高碳酸血症的患者应当慎用。

④ 对吸入的药物过敏者。

⑤ 患者心肾功能不全，不能耐受雾化。

⑥ Ⅱ型呼吸衰竭（二氧化碳潴留）的患者使用氧气雾化可能会加重二氧化碳潴留。

⑦ 气道高反应性者（气道敏感者）可能会产生气道痉挛。

4. 缺点

① 雾化吸入疗法主要适用于支气管哮喘、急慢性支气管炎及毛细支气管炎，多为辅助治疗手段，对肺实质病变疗效较差，临床应用具有一定局限性。

② 有些药物可刺激呼吸道，引发支气管痉挛、急性肺水肿、气道高反应性及过敏性休克等不良反应。例如雾化吸入 β_2 受体激动剂，若用量不当会造成心慌、手抖、肌肉颤动等不良反应。

③ 要选用专用雾化器，若操作不当或雾化药物过量，会导致肺泡内水分潴留，引发急性肺水肿，加重病情。

第二节　雾化吸入的发展

吸入疗法最早的记录来自古埃及。大约公元前 1554 年，埃伯斯伯比书（*Ebers papyrus*，古埃及最早记录药学知识的书）中就记载了通过吸入莨菪烟雾来治疗呼吸困难。当时没有特制的吸入装置，人们把莨菪叶放在砖块上烤，使其中的莨菪碱气化，并被患者吸入。实际上治疗支气管哮喘（简称哮喘）最早的记载源于中国，《黄帝内经》中就有使用麻黄的记载，但并没有吸入疗法的描述。

希波克拉底（Hippocrates，公元前 460—377 年）就曾采用了一种壶形装置，把用醋和油浸泡好的草药和树脂放在装置中加热产生气雾，"壶盖上有一个开口，放置芦苇秆，气雾从杆中冒出来，患者经口吸入"。在古印度，梵医通过吸入曼陀罗和大麻治疗疾病。公元2世纪，罗马的盖伦（Galen）建议呼吸困难的患者去火山脚下吸入含有硫黄的气体。

迈蒙尼德（Maimonides，公元1135—1204），出生于西班牙，是阿拉伯王萨拉丁的医生，王子曾患有哮喘，他在1190年撰写的《论哮喘》书中，提出了多种治疗哮喘的措施和方法，其中包括吸入草药经过火烤后产生的气体。

最早公开发表的吸入装置设计图见于1654年英国医生克里斯托弗·本内特（Christopher Bennet）的木刻画。他患有肺结核，设计这种装置的目的并不是为了治疗哮喘，而是为了治疗肺结核，但并没有明确的记载说明图纸上的吸入装置是否被成功制成实物。1767年，英国医生菲利普·斯特恩（Philip Stern）在其撰写的小册子中描述了一种吸入装置，并且对该装置的合理性进行解释，认为将药物直接作用于肺部的唯一途径就是通过气管。但他当时并没有使用inhaler（吸入器）这个词，而是将其称为容器（vessel）或壶（urn）。

英国医生约翰·马奇（John Mudge）首次使用inhaler表示吸入器，他设计了"马奇吸入器"，并由伦敦的工匠威廉·巴恩斯（William Barnes）制成实物，这种坚固的锡蜡制器皿至今还存留于世，它的外形像一个大啤酒杯，把手上有允许空气进出的孔。该装置在维多利亚女王时代被广泛应用于多种吸入药物的治疗，并沿用了160多年。

1817年，汉弗莱（Humphrey）设计了使用水蒸气驱动的吸入器，这应该是历史上第一款加压吸入器。1834年查尔斯·斯库达莫尔（Charles Scudamore）爵士提出让患者吸入碘和毒芹的蒸气治疗肺结核。

1844年，马多克（Maddock）对当时吸入装置的现状进行了综述，并介绍了应用比较广泛的玻璃蒸汽吸入器。随着吸入麻醉的开展，吸入疗法得到进一步认可，在世界范围内引发了对吸入给药的极大兴趣。

19 世纪 40 年代末期，在伦敦开始了对干粉吸入的研究。钱伯斯（Chambers）医生尝试将硝酸银和硫酸铜吸入到肺部，吸入装置设计精巧独特，在吸入给药史上首次应用了粒子工程学。当时没有今天这样复杂精密的仪器，他选择的载体微粒是石松子孢子。将孢子浸泡在硝酸银和硫酸铜饱和溶液内，然后进行干燥浓缩，通过研磨制成不易感觉到的可吸入粉末。美国波士敦的威廉·科内尔（William Cornell）进一步拓展了这项工作，他在 1850 年报道指出这种干粉可用来治疗支气管炎、喉炎及其他疾病，操作方法为将玻璃漏斗直接放入患者口中，助手在患者吸气时将粉末撒入漏斗。

法国医生塞尔斯·吉洪（Sales Girons）于 1858 年研制出了便携式雾化吸入装置，包括放置药物溶液的储槽、气泵、射流喷嘴和冲击板，气泵将药物喷射到冲击板上产生气雾。

1864 年，干粉吸入器的研制迈出了重要一步，阿尔弗雷德·牛顿（Alfred Newton）发明了一种干粉吸入器并申请了专利。这一时期干粉吸入非常流行，但通常用于喉炎，而不是进一步到达肺部沉积。同年，吸入剂被正式列入《美国药品处方集》。1867 年，《大英药典》首次收录了五种吸入剂，这是吸入治疗的重要里程碑，标志着吸入治疗的重要性得到认可。1865 年著名医学期刊《Lancet》介绍了改进型耐尔森（Nelson）吸入器，这是一种陶瓷气雾吸入器。

20 世纪 30 年代初和 50 年代末，先后出现了电子压缩机喷雾器和超声波雾化器。

1956 年压力定量吸入器（pMDI）的发明，吸入疗法从此被广泛应用于临床。

1968 年，沙丁胺醇被发现，并于 1969 年上市，商品名称为"万托林"，并很快成为全球范围内处方量最大的支气管舒张剂，其剂型有气雾剂、片剂和糖浆等多种。

1980 年，阿斯立康公司上市了一种新型激素——布地奈德，并采用了一种新型多剂量干粉吸入器（Turbuhaler，都保）。该吸入器不再需要将每次的用量单独包装，而是将药品置于一个特制的储槽中，每次定量释放。该装置目前也用于支气管舒张剂、激素及复合制剂。

1986年，异丙托溴铵问世，始于曼陀罗吸入的抗胆碱能药物治疗重新焕发了活力。

1997年，英国胸科协会制定了《雾化器治疗的最佳实践》，2001年，欧洲呼吸疾病协会制定了雾化器使用的指南，吸入疗法被《全美哮喘诊治规范》、《全球哮喘防治创议》（GINA）、《全球哮喘管理和

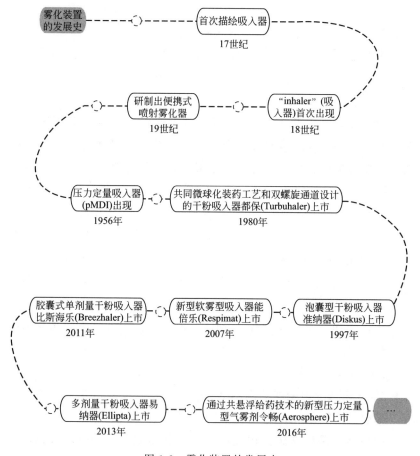

图1-2　雾化装置的发展史

预防策略》等指南广泛推广使用。

2003 年起，我国《儿童哮喘防治常规》和《儿童支气管哮喘诊断与防治指南》也把吸入疗法作为防治哮喘的首选疗法。

2011 年，中国儿科专家制定了《糖皮质激素雾化吸入疗法在儿科应用的专家共识》，于 2014 年进行了修订，并于 2018 年再次修订及完善，标志着糖皮质激素雾化吸入疗法在我国儿科呼吸系统疾病中的应用逐渐走向成熟。

现阶段，我国雾化吸入治疗尚待规范，基层医院雾化吸入治疗开展率较低，各层人员对于规范雾化吸入治疗的知识相对缺乏。

雾化装置的发展史见图 1-2。

第三节　雾化吸入的影响因素

一、患者方面的因素

1. 认知和配合能力

患者的认知和配合能力决定了是否能有效地运用雾化器。若患者对雾化吸入不了解，可能会出现紧张、焦虑，无法很好地配合雾化，从而影响雾化的效果，无法达到治疗的目的。因此应注意雾化前的健康教育，以消除患者的紧张情绪，提高治疗的临床效果。

2. 患者雾化前的准备

雾化前应清除鼻腔分泌物，用力咳出痰液，排除痰液阻塞和肺不张等因素，保持呼吸道通畅，以提高药物肺内沉积率。

3. 呼吸形式

影响气溶胶沉积的呼吸形式包括吸气流量、气流形式、呼吸频率、吸气容积、吸呼时间比和吸气保持。慢而深的呼吸有利于气溶胶微粒在下呼吸道和肺泡沉积。呼吸频率快且吸气容积小时，肺内沉积较少。吸气流量过快，局部易产生湍流，促使气溶胶因互相撞击沉积于大气道，导致肺内沉积量明显下降。当吸气容量恒定时，随潮气量的增加、吸气时间延长，深而慢的呼吸更有利于气溶胶的沉积。儿童哭闹时吸气短促，药雾微粒主要以惯性运动的方式留存于口咽部，而且烦躁不安时也会使面罩不易固定，因此最好在安静状态下进行雾化吸入。雾化前缓慢呼气，雾化时用口缓慢深吸气并屏气 3～5s，过程中避免用鼻吸气，最后用鼻缓慢呼气，使吸入的雾粒在气道沉降，可以使药物到达远端支气管，起到治疗作用。

4. 基础疾病状态

患者的呼吸系统特征可影响气溶胶在呼吸道的输送，如气管黏膜的炎症、肿胀、痉挛，分泌物的潴留等病变导致气道阻力增加时，吸入的气溶胶在呼吸系统的分布不均一，狭窄部位药物浓度可能会增加，阻塞部位远端的药物沉积减少，从而使临床疗效下降。因此，雾化治疗前，应尽量清除痰液和肺不张等因素，以利于气溶胶在下呼吸道和肺内沉积。

5. 切口疼痛

雾化吸入的时间安排，应根据患者病情而定，禁止在患者疼痛剧烈的情况下雾化吸入，以防增加患者的痛苦，应选择在患者疼痛缓解时进行。

6. 体位

患者的体位会影响药物在肺组织的分布，坐位或半卧位时，雾化微粒经左、右支气管进入两侧肺部，药液分散沉积在两侧肺底部难以到达病变部位。采用端坐前倾位能显著增加患者的潮气量，增加呼吸深度，迅速缓解支气管痉挛，改善通气，明显缩短有效排痰时间，提高治疗效果。侧卧位时，雾化液先是平行后经支气管上行至患处，符合气体上行原理，药物可直接入肺，药量不分散，可以充分到达肺内病变部位从而发挥作用。根据患者状态和病变部位选择端坐前倾位或侧卧位雾化吸入可以提高治疗效果。根据病变部位决定左侧卧或右侧卧位雾化，当侧卧位选择不当时，不仅会加重患者的不适感，而且达不到吸入治疗效果。

二、雾化吸入液的影响

1. 药液的选择

雾化吸入前通过观察及肺部听诊充分了解患者呼吸系统的状况，如痰液的多少、黏稠度等情况，配制适合患者的雾化吸入液。根据药物的理化性质等综合因素考虑不同的雾化吸入液。

2. 雾化液的温度

雾化液的温度应当适宜，若气体过冷可能会引起支气管痉挛，诱发低温刺激性咳嗽，加重雾化吸入的不良反应。而温度过高，吸入后会引发呼吸道灼烧，导致治疗的不适感，从而会降低患者依从性。据相关研究表明，37℃左右的雾化液对于小儿疾病治疗来说为较理想温度，避免了过冷、过热引发不良反应。

3. 液体量的控制

雾化器内的液体量多少直接影响雾化吸入时间及疗效。雾化吸入量太少，达不到湿化气道、解除支气管痉挛、改善通气功能等目的，且雾滴进入支气管作为一种异物还可刺激支气管而引起痉挛；雾化吸入量太多，黏稠分泌物具有吸水性质，当吸湿后会膨胀，使原来部分堵塞的支气管被完全堵塞，当使用雾化吸入后氧饱和度反而降低，产生呼吸困难。为了减少雾化吸入疗法时患者气促、胸闷、心慌等不良反应的影响，药液以 4～6mL 为宜，5mL 为最佳，儿童患者以 3～4mL 为宜。

三、吸入方法的影响

1. 口含法

口含式雾化器是直接经过口腔进入，下达呼吸道，使药物更加准确并相对迅速地到达病变部位，因此药物损耗相对较少，药物的临床作用相对较高。

2. 面罩法

面罩式雾化器是通过鼻腔或者口腔吸入治疗，但更多的药液是通过鼻腔进入气道，再到达病变部位，相对而言药物的使用率下降，与口含法相比药液无法充分吸入，临床作用相对较低。

四、雾化装置的影响

雾化器释出气溶胶，影响雾化效能的主要因素有以下几种。

1. 有效雾化颗粒的直径

有效雾化颗粒的直径指有治疗价值，即能沉积于气道和肺部的雾化颗粒直径，应在 $0.5 \sim 10.0 \mu m$，以 $3.0 \sim 5.0 \mu m$ 为佳。

2. 单位时间的释雾量

单位时间的释雾量指单位时间离开雾化器开口端能被吸入的气溶胶量。释雾量大则在相同时间内被吸入的量大，药物剂量也增大，能更有效地发挥治疗效用。但也应注意药物短时间内进入体内增多带来的不良反应也可能增大，需要综合评估。此外，如果短时间内大量液体经雾化吸入到体内，也有可能导致肺积液过多（肺水肿），或气道内附着的干稠分泌物经短时间稀释后体积膨胀，导致急性气道堵塞。

3. 雾化器的使用

雾化器使用过程中保证盛装药液的雾化罐呈垂直状态，不能倾斜，禁止摇晃，避免药液起泡使药量减少，增加治疗时长。

五、雾化时间的影响

1. 雾化时机的选择

雾化吸入应当尽量安排在餐前进行，夜间睡前可行一次雾化治疗。餐前雾化是为了防止气雾对气道产生刺激，引起恶心、呕吐。而夜间安排一次雾化的目的是起到湿化气道的作用，减少夜间因迷走神经兴奋而引起的刺激性咳嗽，有利于稀释痰液，促进痰液的排出，从而提高患者的夜间睡眠质量。

2. 雾化时长的选择

雾化时间过长患者的依从性变差，同时过度雾化可引起黏膜水肿、气道狭窄、气道阻力增加，甚至支气管痉挛，还可导致体内水潴留，加重心脏负荷；而雾化吸入时间过短，细支气管无法吸入药液，达不到应有的疗效。婴幼儿患者雾化吸入时间不超过 5～10min，成人以 10～15min 为宜，超过 20min 影响气体交换，使患者缺氧导致血氧饱和度下降。

3. 雾化间隔时长的选择

雾化相对连续性吸入才能保证一定药物浓度，达到治疗效果，但连续用药不良反应明显提高，故需合理把握雾化吸入间隔时间。间隔过短患者痰液仍较黏稠不利咳出，若间隔较长，无法达到药效且易出现气促、烦躁等症状。根据药物动力学和病情严重程度可选择一日 2 次或一日 3 次，但时间间隔不少于 6h。

六、药物使用方法的影响

1. 持续雾化吸入

该方法是目前临床上常用的吸入药物方法，即药液混合后加入雾化器，持续雾化吸入，结束后配合叩背排痰。该方法可能在短时间内使肺泡内水分压增加，氧分压降低，导致血氧饱和度降低，呼吸频率、心率代偿性增加，患者出现胸闷、心悸、气促等不良反应，严重者还可能出现一过性肺水肿或呼吸困难加重。

2. 间歇雾化吸入

药液混合后加入雾化器雾化，雾化中有一暂停间歇期，间歇期配合叩背排痰措施后再将剩余药液继续行雾化完成。在氧气驱动雾化治疗老年慢性阻塞性肺疾病急性加重（AECOPD）的患者时采用间歇雾化吸入法，其疗效优于持续氧气雾化吸入的方式。

3. 先后雾化吸入

先用支气管舒张剂行单一药物雾化，在暂停间歇期配合叩背排痰措施后再行另一种药物雾化。经过支气管舒张剂对气道的舒张，配合有效叩背和咳嗽排痰使气道更加通畅，再将其他药物加入雾化器雾化，有利于药物微粒到达远端气道和肺组织，促进药物的吸收和利用，从而更加有效地抑制气道炎症。

第四节　雾化装置

一、常用雾化装置

常用的雾化装置有三大类：小容量雾化器（small volume nebulizer，SVN）、干粉吸入器（dry powder inhaler，DPI）、定量吸入器（metered dose inhaler，MDI）。

（一）小容量雾化器

小容量雾化器经压缩空气或超声雾化来产生气雾粒子，具有药物用量小、经济便携、使用范围广泛等特点，医院、社区、家庭都可使用。常用的几种小容量雾化器如下。

（1）超声雾化器（图 1-3）　较早使用的一种雾化器，其原理是通过雾化器底部晶体换能器将电能转换为超声波声能，产生振动并透过雾化罐底部的透声膜，将容器内的液体振动传导至溶液表面，药液剧烈振动后破坏其表面张力和惯性后，释放出细小气溶胶颗粒。

（2）射流雾化器（图 1-4）　也称喷射雾化器、压缩气体雾化器。压缩气源可采用如高压氧或压缩空气，也可采用电动压缩泵。雾化器根据文丘里（Venturi）喷射原理，利用压缩气体高速运动经过狭小

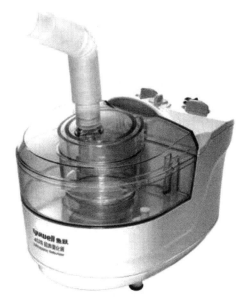

图 1-3　超声雾化器

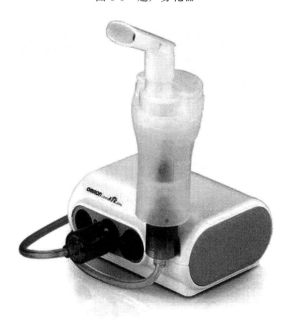

图 1-4　射流雾化器

出口后突然释压，在局部产生负压，将气流出口旁另一小管因负压产生的虹吸作用吸入容器内的液体排出，当液体遭遇高压气流时被冲撞裂解成小气溶胶颗粒，特别是在高压气流前方遇到挡板时，液体更会被冲撞粉碎，形成无数药雾颗粒。其中大药雾微粒通过挡板回落至储药池，小药雾微粒则随气流输出。

鼻-鼻窦喷射雾化器为附有振荡波的喷射雾化器。在压缩机设计的基础上增加了集聚脉冲压力装置，脉冲波可直接作用于药物气雾，使药物的雾粒具有振荡特征，易于穿过窦口进入鼻窦，在鼻窦内达到很好的沉积效果。

（3）振动筛孔雾化器（图 1-5）　目前应用于临床的新一代雾化器，不仅结合了超声雾化的特点，而且极其小巧便携，其原理是采用超声振动薄膜使之剧烈振动，同时通过挤压技术使药液通过固定直径的微小筛孔，形成无数细小颗粒释出。

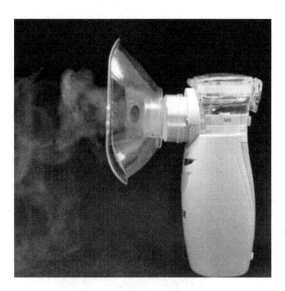

图 1-5　振动筛孔雾化器

三种小容量雾化器的优缺点见表 1-3。

表 1-3　三种小容量雾化器的优缺点

类型	优点	缺点
超声雾化器	• 释雾量大,安静无噪声	• 机身偏大且需要外接电源(多为交流电源) • 易发生药物变性 • 易吸入过量水分 • 易影响水溶性不同的混悬液浓度
射流雾化器	• 机身简单耐用,临床应用广泛 • 叠加振荡波的鼻-鼻窦喷射雾化器可使药物振荡扩散,有效沉积鼻窦腔,还可湿化鼻窦黏膜,即使是儿童也同样适用	• 有噪声 • 需有压缩气源或电源(多为交流电源)驱动 • 鼻-鼻窦喷射雾化器在治疗时需关闭软腭、屏住呼吸,较难掌握;因此在患者掌握吸入方法之前,应有医务人员进行指导
振动筛孔雾化器	• 安静无噪声,小巧轻便,可用电池驱动 • 药液可置于呼吸管道上方,不受管道液体倒流污染 • 可随时调整雾化吸入药物量	• 需要电源(电池) • 耐久性尚未确认,可供选择的设备种类较少

(二) 干粉吸入器

干粉吸入器是指将药物粉末装填于储药罐中并利用机身碾成粉末,患者通过吸入器吸气,将粉末分散成雾状后吸入气管或肺部发挥疗效。药物经肺部和呼吸道黏膜下丰富的毛细血管吸收,起效非常快;人肺部表面积大,并且肺泡表面由单层上皮细胞构成,药物经空气-血液途径交换的距离短,速度快;同时由于肺部代谢酶含量较少,可减少药物的首过效应,提高人体的生物利用度。

1. 单剂量型干粉吸入器

单剂量型干粉吸入器(图 1-6)应用较少,使用和携带不如 MDI 方便,常用的有噻托溴铵干粉吸入器。吸入药物通常为胶囊状,使用

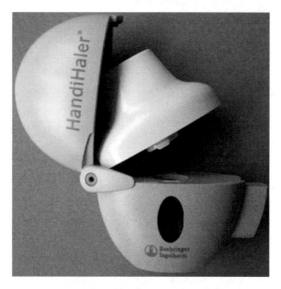

图 1-6 单剂量型干粉吸入器

前另外放置，需要吸入时将胶囊安置在储药罐，让吸入器的针刺破胶囊，患者在接嘴处深吸气而带动内部的螺旋桨叶片搅拌干粉成雾状将药物吸入。

2. 多剂量型干粉吸入器

为免除患者反复装填胶囊的不便，多剂量型干粉吸入器应运而生，其内部结构复杂，采用复杂的气流通道设计、药物存储方式设计等实现有效的肺吸入。多剂量型干粉吸入器内部结构紧凑，具有储药罐、投配单元、操作单元、双螺旋吸嘴、剂量指示器等 14 个部件。并且为了达到重复使用的目的，装置内常采用巧妙的机械结构，如准纳器（图 1-7），装置的内在阻力较低，吸气流速 30L/min 时，肺部药物沉积量可达 12%～17%，适用年龄范围广，可用于 4 岁及以上儿童。

3. 存储剂量型干粉吸入器

存储剂量型干粉吸入器给药时不需使用添加剂，通过激光打孔的

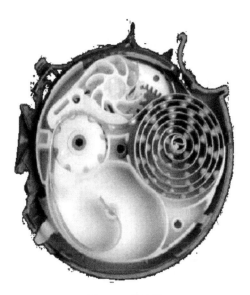

图 1-7 准纳器

转盘精确定量,气流在局部产生湍流,以利于药物颗粒的分散,增加微颗粒的输出量和肺部药量。如都保(图 1-8)是一种存储剂量型干粉吸入器,其口器部分的内部结构采用了独特的双螺旋通道,吸气部分结构复杂,装置的内在阻力略高,所以患者需要的吸入流速要求

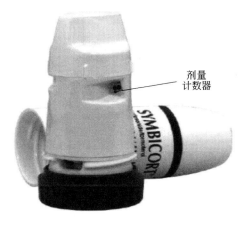

剂量
计数器

图 1-8 都保

高，理想吸气流速 60L/min 时，吸入肺部药量可达 20％以上；而吸气流速在 35L/min 时，吸入药量只有 14.8％。适用于 6 岁及以上的儿童。

三种干粉吸入器的优缺点见表 1-4。

表 1-4　三种干粉吸入器的优缺点

类型	优点	缺点
单剂量型干粉吸入器	• 吸入过程简便迅速	• 肺内的沉降率低,应用较少
多剂量型干粉吸入器	• 可反复使用 • 不含助推剂和表面活化物,符合环保理念 • 携带方便、操作简单 • 呼吸驱动喷药,无需刻意配合	• COPD、严重哮喘发作患者以及呼吸肌力较弱的婴幼儿和年龄较小的儿童使用可能受限
存储剂量型干粉吸入器	• 肺部沉积率高 • 可用于 6 岁及以上儿童和老年人 • 不含任何添加剂 • 对气道的刺激性小	• 无药物气味或感觉 • 需要的吸入流速高,对于哮喘危重症发作者和婴幼儿可能达不到足够的吸气流速

（三）定量吸入器

在密封的储药罐内盛有药物和助推剂（常用氟利昂），药物溶解或悬浮于液态的助推剂内，药液通过一个定量阀门可与定量室相通再经喷管喷出。助推剂在遇到大气压后因突然蒸发而迅速喷射，卷带出药液并雾化成气溶胶微粒。

1. 压力定量吸入器（pressure meter dose inhaler，pMDI）

压力定量吸入器（图 1-9）由储药腔、定量阀和气雾启动器组成，目前临床使用最广泛的气雾剂代表有硫酸沙丁胺醇气雾剂、异丙托溴铵气雾剂、丙酸倍氯米松气雾剂，产生的气溶胶在理想吸入后，只有 10％进入肺脏，其他积留在口腔或被吞咽至胃部。

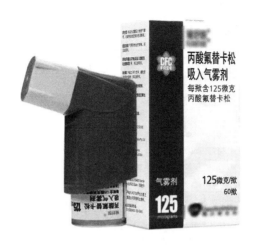

图 1-9　压力定量吸入器

2. pMDI＋储雾罐（图 1-10）

在 pMDI 基础上加储雾罐（口鼻气雾给药器）作为辅助，可以使药物经过储雾罐时让颗粒和罐内的空气充分混合，解决了喷药与吸气不同步的问题。而且可作几次吸气，吸入药雾，吸入气道和肺组织的药量较单用 MDI 增加，停留在口咽部的药量明显减少，所以疗效明显增加，对口咽部的刺激作用则大大减少。

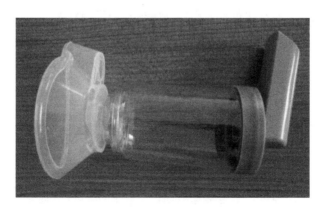

图 1-10　pMDI＋储雾罐

pMDI 与 pMDI＋储雾罐的优缺点见表 1-5。

表 1-5　pMDI 与 pMDI＋储雾罐的优缺点

类型	优点	缺点
pMDI	• 使用简便,易储存 • 价格较低廉 • 可以作为多剂量型装置使用	• 需患者协调呼吸动作 • 口咽部气溶胶沉积较多,副作用大 • 难以输送较大剂量药物 • 药物有一定的选择性 • 患者可能滥用 • 需要助推剂,易引起患者呛咳
pMDI＋储雾罐	• 允许分次吸气,患者吸入难度低 • 口咽部气溶胶沉降较少,降低药物毒副作用 • 增加雾化吸入疗效 • 适用人群范围广	• 储雾罐体积较大,携带不方便 • 比单用 MDI 价格高 • 仍需使用助推剂 • 吸入量易受静电影响

二、新型雾化装置

1. 智能型雾化器

射流雾化器雾化过程受患者呼吸模式的影响较大,超声和振动筛孔雾化器所受影响虽小,但患者呼吸行为仍会导致一定的个体间及个体内差异。自调式气溶胶给药系统装置(adaptive aerosol delivery,AAD)在振动筛孔雾化器加上一个呼吸检测设备可适时调整雾化过程,实现药物的高效雾化和疾病的个体化治疗。如 2002 年上市的 Prodose™ AAD (Profile Therapeutics),以及结合了 Omron 振动筛技术的 I-neb™ AAD (Philips Respironics)也已于 2004 年上市。

I-neb™能根据患者的呼吸模式控制剂量,即通过监测患者前三次呼吸的气流峰值,确定治疗初期的雾化时间间隔,随后每次呼吸后均重新计算并进行调整,以适应整个治疗周期呼吸模式的变化。雾化过程只发生在吸气的前半期，从而保证药物充分沉积在肺部而被吸收。Goodman 等针对 98 例 COPD 患者评价支气管舒张剂或糖皮质激素 I-neb™雾化治疗的疗效，结果提示，其优于射流雾化器或超声雾化器，患者呼吸困难或疲劳反应明显改善，97%的患者更乐于使用本品。

2. 定量液体吸入器

定量液体吸入器（metered dose liquid inhaler，MDLI）是近年发展起来的新型雾化技术，技术原理各异，但具有相似的特征。MDLI 一般为多剂量装置，每一剂量的递送通常通过一次呼吸完成，与其他雾化器需在几分钟内分数次呼吸完成截然不同，因而剂量准确，重现性好，易于患者正确使用。同时喷雾速度较低（亦称软雾），雾滴惯性碰撞作用较弱，药液能更有效地在肺部沉积。如 Pitcairn 等评价了几种布地奈德吸入剂，发现 MDLI（Respimat）的肺部沉积率为 51.6%，DPI（Turbuhaler）为 28.5%，pMDI（Becloforte）为 8.9%。MDLI 的常见装置为 AERx、Respimat 和 Mystic，但目前已进入临床应用的只有 Respimat。

AERx（Aradigm Corporation）最初是为实现镇痛剂和多肽类药物的吸入给药而开发的，装置关键部件为一组直径为几微米的喷嘴和一个能记录吸气量与吸气速率的微处理器，当吸气过程达到预先设定的吸气量和流速时，泡囊中单个剂量的药液被挤压通过喷嘴分散形成气溶胶，雾滴直径为 $2\sim3\mu m$。AERx 可雾化多种药物，如重组人脱氧核糖核酸酶、γ 干扰素等，相关研究尚处于研发阶段。

软雾吸入器 Respimat（Boehringer Ingelheim Pharmaceuticals）由弹簧提供能量，内有塑料毛细管。当患者通过旋转装置压紧弹簧时，一定体积的药液通过单向阀，沿毛细管进入剂量腔，按下剂量释放按钮弹簧即解除压缩状态，单个剂量药液被输送至 Uniblock 喷嘴系统，所喷出的雾滴流速较慢（0.8m/s），持续时间较长（1.5s），微细粒子分数（FPF）达到 65%～80%。Respimat 是第一个开发上市的 MDLI，如 2004 年在德国上市的非诺特罗/异丙托溴铵吸入溶液

（Berodual）即采用该装置，Ⅲ期临床显示 20μg/50μg Berodual 与 40μg/100μg pMDI 模式疗效相当。其他采用该装置正处于临床试验的还有噻托溴铵、沙丁胺醇/异丙托溴铵等。

Mystic（Battelle Pharma）是一种电流体动力雾化装置，原理与制备纳米粒的电喷雾技术相似。装置具有一个压电泵定量系统，药液通过毛细管进入喷嘴后，受到电场力和表面张力的共同作用，当电场力超过表面张力时，液体表面呈圆锥形（Talor 圆锥），圆锥的顶端呈丝状，进一步受激形成雾滴。Mystic 雾化过程温和，能较好地保持药物完整性，适于雾化蛋白质等生物大分子，但生成的雾滴带有一定的电荷。

第五节　常用雾化吸入方法

一、氧气雾化吸入术

（一）定义

氧气雾化吸入术（oxygen nebulization）是借助高速气流，破坏药液表面张力使药液形成雾状，随吸气进入呼吸道的方法。

（二）氧气雾化吸入器

1. 构造

由储药瓶、吸嘴、T 形接头、输气管、喷嘴等部分组成。

2. 作用原理

氧气雾化器也称射流雾化器，借助高速气流通过毛细管并在管口产生负压，将药液由邻近的小管吸出；所吸出的药液又被毛细血管口高速的气流撞击成细小的雾滴，形成气雾喷出。

（三）目 的

① 改善通气功能，解除支气管痉挛。

② 预防、控制呼吸道感染。

③ 稀释痰液，减轻咳嗽。

（四）操作方法

【评估】

① 了解患者病情、治疗情况、所用药物的药理作用；询问患者用药史。

② 向患者解释雾化吸入的目的，取得患者合作。

③ 患者口腔黏膜有无感染、溃疡等。

【准备】

① 护士准备：着装整齐符合要求，洗手，戴口罩。

② 物品准备：氧气雾化吸入器、氧气装置、治疗卡或治疗单、药液（按医嘱备）、注射器、弯盘、速干手消毒剂、治疗巾（按需备）。

③ 环境准备：清洁、安静、光线适宜。

【实施】

① 评估患者。

② 洗手，戴口罩，按医嘱备药。

③ 抽取药液，稀释，注入雾化器药杯内。

④ 携用物至患者处，核对，向患者解释操作目的和方法，教会患者使用雾化吸入器。

⑤ 协助患者取舒适体位，必要时铺治疗巾于患者的颏下。

⑥ 连接氧气装置和雾化器，调节氧气流量 6～8L/min。

⑦ 指导患者手持雾化器，将吸嘴放入口中，紧闭口唇深吸气，用鼻呼气，如此反复，直至药液吸完为止。

⑧ 取出雾化器，关闭氧气开关。

⑨ 协助患者清洁口腔，取舒适卧位，整理床单位，交代注意事项。

⑩ 整理用物：将吸嘴、雾化器浸泡于消毒液内 1h，再洗净晾干备用。

⑪ 洗手、脱口罩，记录及观察。

（五）注意事项

① 注意用氧安全，禁止在有氧设备附近吸烟或使用明火。

② 药液稀释至 5mL，雾流量不可过大，一般为 6～8mL，不能擅自调节氧流量。

③ 氧气湿化瓶内勿盛水，以免稀释药液影响疗效。

④ 雾化器应垂直握住，婴幼儿可抱起，用面罩罩住口鼻；成年患者应坐起用嘴吸气，在吸入的同时应做深吸气，使气雾充分到达支气管和肺内。

二、超声雾化吸入术

（一）定义

超声雾化吸入术是应用超声波声能，将药液变成细微的气雾，再由呼吸道吸入，达到治疗目的，其特点是雾量大小可调节，雾滴小而均匀（直径在 5μm 以下），药液随深而慢的吸气被吸入终末支气管及肺泡。又因雾化器电子部分能产热，对雾化液有加温作用，使患者吸入温度适宜的气雾。

（二）超声雾化器结构

（1）超声波发生器　通电后输出高频电能。雾化器面板上操纵调节器有电源开关、雾化开关、雾量调节旋钮。

（2）水槽与晶体换能器　水槽（图 1-11）盛蒸馏水。水槽下方有一晶体换能器，接发生器输出的高频电能，将其转化为超声波

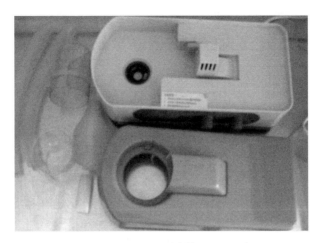

图 1-11　水槽

声能。

（3）雾化罐与透声膜　雾化罐（杯）（图 1-12）盛药液。雾化罐底部的半透明膜为透声膜（图 1-13）。声能透过此膜与罐内药液作用，产生雾滴喷出。

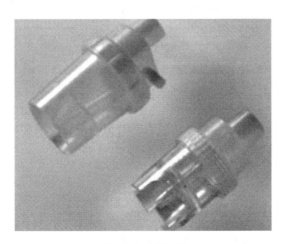

图 1-12　雾化罐

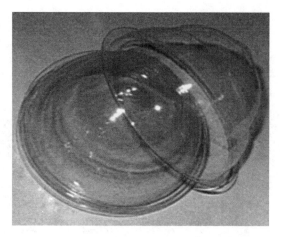

图 1-13　透声膜

（4）螺纹管和口含嘴（或面罩）　如图 1-14 所示。

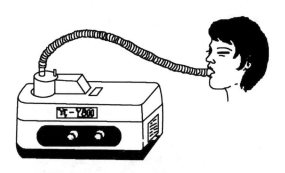

图 1-14　螺纹管和口含嘴

由于构造特点，超声雾化吸入器的清洗消毒较困难，临床使用时应特别注意防止交叉感染。

（三）原理

超声波发生器输出高频电能，使水槽底部晶体换能器发生超声波声能，声能振动了雾化罐底部的透声膜，作用于雾化罐内的液体，破坏了药液的表面张力和惯性，使药液成为微细的雾滴，通过导管随患者吸气而进入呼吸道（图1-15）。

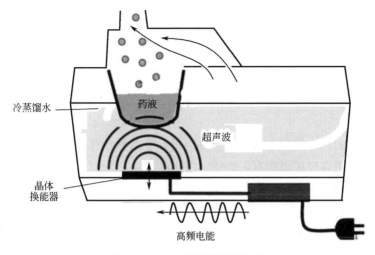

冷蒸馏水
药液
超声波
晶体
换能器
高频电能

图 1-15　超声雾化器作用原理

（四）目的

① 湿化呼吸道：常用于呼吸道湿化不足、气道切开术后。

② 稀释和松解黏稠的分泌物，帮助祛痰：常用于痰液黏稠的患者。

③ 解除支气管痉挛：常用于支气管哮喘、喘息性支气管炎等患者。

④ 减轻呼吸道炎症反应、预防和控制呼吸道感染：常用于咽喉炎、支气管炎、支气管扩张、肺炎、肺结核患者，也可作为胸部手术前后常规治疗手段。

⑤ 配合人工呼吸作呼吸道湿化或间歇雾化吸入药物。

⑥ 应用抗癌药物治疗肺癌。

（五）优点

① 雾量大小可以调节。

② 雾滴小而均匀（直径在 $5\mu m$ 以下）。

③ 雾化器对雾化液可轻度加温，增加舒适感。

（六）操作方法

【评估】

① 了解患者病情、治疗情况、所用药物的药理作用；询问患者用药史。

② 向患者解释雾化吸入的目的，取得患者合作。

③ 患者口腔黏膜有无感染、溃疡等。

【准备】

① 护士准备：着装整齐符合要求，洗手，戴口罩。

② 物品准备：超声雾化吸入器、冷蒸馏水、治疗卡或治疗单、药液（按医嘱备）、水温计、注射器、弯盘、速干手消毒剂、治疗巾（按需备）。

③ 环境准备：清洁、安静、光线适宜。

【实施】

① 评估患者。

② 洗手，戴口罩，备药。

③ 准备用物。

a. 水槽内加冷蒸馏水（约250mL）浸没雾化罐底部的透声膜。

b. 核对药液，将药液稀释至 $30\sim50mL$ 加入雾化罐内。

c. 正确连接雾化器各部件。

④ 备齐用物携至床边，核对，向患者解释以取得合作。

⑤ 协助患者取舒适体位，必要时铺治疗巾于患者颏下。

⑥ 接通电源，先开电源开关，红色指示灯亮，预热 $3\sim5min$，再开雾化开关，白色指示灯亮，此时药液成雾状喷出。根据需要调节雾量（开关自左向右旋，分3挡，大挡雾量每分钟为3mL，中挡每分钟为2mL，小挡每分钟为1mL），一般用中挡。

⑦ 将口含嘴放入患者口中或将面罩妥善固定，指导患者紧闭口

唇做深吸气、鼻呼气。

⑧ 治疗毕，取下口含嘴或面罩，先关雾化开关，再关电源开关，否则电子管易损坏。

⑨ 协助患者清洁口唇，擦净面部，取舒适卧位，交代注意事项。

⑩ 整理用物：整理床单位，将口含嘴或面罩、雾化罐、螺纹管浸泡于消毒液内 1h，再洗净晾干备用。

⑪ 洗手、脱口罩，记录及观察。

【评价】

① 观察呼吸情况防窒息。

② 记录雾化效果及反应。

（七）注意事项

① 使用前，先检查机器各部有无松动、脱落等异常情况。机器和雾化罐编号要一致。

② 水槽底部的晶体换能器和雾化罐底部的透声膜薄而质脆，易破碎，应轻按，不能用力过猛。

③ 水槽和雾化罐切忌加温水或热水。

④ 特殊情况需连续使用，中间需间歇 30min。

⑤ 在使用过程中，如发现水槽内水温超过 50℃，可调换冷蒸馏水，换水时要关闭机器。

⑥ 如发现雾化罐内液体过少，影响正常雾化时，应继续增加药量，但不必关机，只要从盖上小孔向内注入即可。一般每次使用时间为 15～20min。

⑦ 每次使用完毕，将雾化罐和口含嘴浸泡于消毒溶液内 60min。

三、压缩式雾化吸入术

（一）定义

压缩式雾化吸入术是利用压缩空气将药液变成细微的气雾（直径

3μm 以下），随着患者呼吸，将药液直接吸入呼吸道的一种治疗方法（图 1-16）。

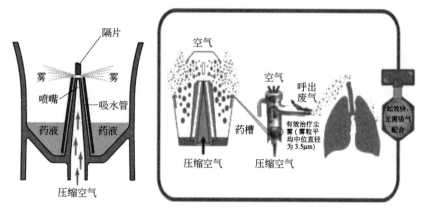

图 1-16　压缩式雾化吸入术

（二）压缩雾化吸入器的构造

（1）空气压缩机　通电后可将空气压缩。其面板上有电源开关、过滤器及导管接口。

（2）喷雾器　其下端有空气导管接口与压缩机相连，上端可安装进气活瓣（如使用面罩则不需安装），中间部分为药皿，用以盛放药液。

（3）口含器　带有呼气活瓣。

（三）原理

空气压缩机通电后输出的电能将空气压缩，压缩空气作用于喷雾器内的药液，使药液表面张力破坏而形成细微雾滴，通过口含器随患者的呼吸进入呼吸道。

（四）目的

同氧气雾化吸入术。

（五）操作方法

【评估】

① 了解患者病情、治疗情况、所用药物的药理作用；询问患者用药史。

② 向患者解释雾化吸入的目的，取得患者合作。

③ 患者口腔黏膜有无感染、溃疡等。

【准备】

① 护士准备：着装整齐符合要求，洗手，戴口罩。

② 物品准备：压缩雾化吸入器（图 1-17、图 1-18）、治疗卡或治疗单、药液（按医嘱备）、纱布、注射器、弯盘、速干手消毒剂、治疗巾（按需备）。

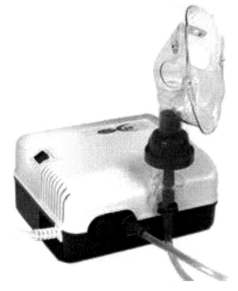

图 1-17 压缩雾化吸入器 1

③ 环境准备：清洁、安静、光线适宜。

【实施】

① 评估患者。

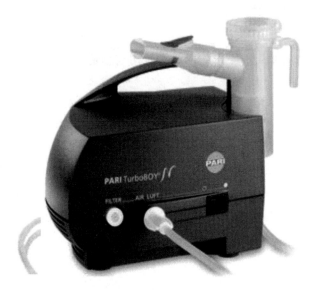

图 1-18　压缩雾化吸入器 2

② 洗手，戴口罩，按医嘱备药。

③ 抽取药液，注入雾化器药杯内。

④ 携用物至床旁，核对患者床号、姓名并解释操作目的与方法。

⑤ 协助患者取舒适体位，必要时铺治疗巾于患者颏下。

⑥ 按要求打开一次性雾化吸入器。

a. 将空气导管一端连接至气源。

b. 按逆时针方向旋出喷雾器的上半部。

c. 把处方药液注入喷雾器下半部中，注入量须在 2～8mL 之间（以雾化器外侧所刻"MAX"标志为限）。

d. 将喷雾器上半部重新插回（注意插入时将喷嘴上方的半圆对准口含器的方向）。

e. 将口含器或面罩安装到喷雾器上。

f. 将空气导管另一端插入喷雾器底部的接口。

⑦ 准备就绪后，打开气源开关，开始进行吸入治疗。正确的雾

化吸入时间一次不超过 20min。

⑧ 指导患者手持雾化器，紧含住口含器，缓慢地吸气、呼气，如使用面罩，要将面罩罩住口鼻，再缓慢地吸气、呼气。观察病情（面色、呼吸、咳嗽情况）及治疗效果，必要时进行翻身、拍背，协助排痰。重复此步骤直至药液全部雾化完毕。

⑨ 操作完毕后，协助患者取舒适卧位，清洁鼻、面部，协助患儿饮温开水，预防药物残留，整理床单位，交代注意事项。

⑩ 整理用物：将口含嘴、喷雾器浸泡于消毒液内 1h，再洗净晾干备用。

⑪ 洗手、脱口罩，记录及观察。

（六）注意事项

① 压缩雾化吸入器使用时要放在平坦、光滑且稳定的平面上，勿放置在地毯或粗糙的表面上，以免堵塞通风口。

② 压缩雾化吸入器在使用时，导管一端连接压缩机，一端连接雾化器，一定要连接牢固。

③ 吸气时按住间断控制按钮，慢慢吸入药雾；呼气时松开间断控制按钮，直接通过含器将空气呼出。

④ 使用时药杯须保持直立，倾斜勿超过 45°，连续使用雾化器时，中间需间隔 30min。

⑤ 当过滤片颜色发生改变或已平均使用 60d 时，须更换新过滤片。

四、手压式雾化吸入器雾化吸入术

（一）定义

手压式雾化吸入器雾化吸入术是利用拇指按压雾化器顶部，使药液从喷嘴喷出，形成雾滴作用于口咽部、气管、支气管黏膜吸收的治疗方法。

（二）原理

手压式雾化吸入器（图 1-19）是将药液置于由适当的抛射剂制成的送雾器中，送雾器内腔为高压，将其倒置，用拇指按压顶部时，其内阀门即打开，药液便从喷嘴喷出。由于药液喷出速度极快，而雾滴的平均直径为 $2.8 \sim 4.34 \mu m$，故 80％的雾滴会直接喷到口腔及咽部，经黏膜吸收。

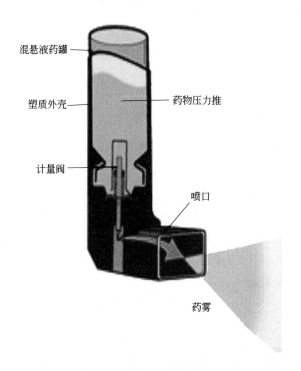

混悬液药罐
塑质外壳
药物压力推
计量阀
喷口
药雾

图 1-19　手压式雾化吸入器

（三）目的

解除支气管痉挛。主要通过吸入拟肾上腺素类药、氨茶碱或沙丁胺醇等支气管解痉药，改善通气功能，适用于支气管哮喘、喘息性支气管炎的对症治疗。

（四）操作方法

① 评估患者。

② 洗手，戴口罩，按医嘱备药。

③ 携用物至患者处，核对并向患者解释操作目的和使用方法。

④ 协助患者取舒适体位。

⑤ 取下雾化器保护盖，充分摇匀药液。

⑥ 将雾化器倒置，接口端放入患者两唇间，嘱患者紧闭口唇。

⑦ 患者吸气开始时，按压雾化器顶部，喷药，嘱患者屏气、呼气，反复1～2次。

⑧ 取出雾化器。

⑨ 协助患者清洁口腔，取舒适卧位，整理床单位，交代注意事项。

⑩ 洗手、脱口罩，记录及观察。

（五）定量吸入器使用方法

直接使用定量吸入器吸药操作见图1-20。

（六）注意事项

① 喷雾器使用后放置阴凉处保存，定期清洁外壳。

② 使用前检查雾化器各部件是否完好，有无松动、脱落等异常情况。

③ 药液随着深吸气的动作经口腔吸入，尽可能延长屏气时间，然后呼气。

④ 每次1～2喷，两次使用间隔时间不少于3～4h。

（七）定量吸入器常见的使用错误

① 没有充分摇匀药物。

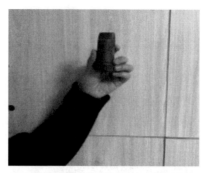

(a) 移开喷口的盖，拿着气雾剂，并用力摇匀

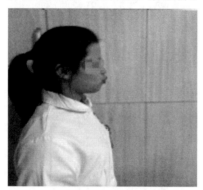

(b) 轻轻地呼气直到不再有
空气可以从肺内呼出

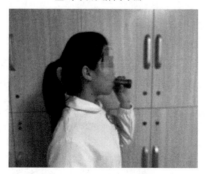

(c) 将喷口放在口内，并合上嘴唇含着
喷口。在开始通过口部深深地、缓慢
地吸气后，马上按下药罐将药物释出，
并继续深吸气

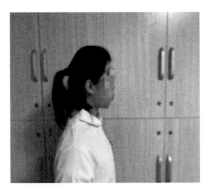

(d) 屏息 10s，或在没有不适的感觉
下尽量屏息久些，然后才缓慢呼气

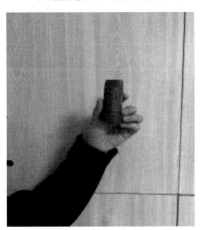

(e) 若需多吸一剂，应等待至少 1min，
再按 (b)—(d) 步骤吸入第二喷。用后
将盖套回喷口上

图 1-20　直接使用定量吸入器吸药操作

② 颠倒喷口（向上）。

③ 含喷口过紧。

④ 喷药时未吸收，或鼻吸气。

⑤ 吸药太快（药物沉积于口腔，引起咽部不适）。

⑥ 吸后无屏气（让药物在口腔停留）。

⑦ 多次连续吸入（用药过量）。

五、pMDI＋储雾罐

（一）结构

pMDI＋储雾罐的结构（图 1-21）包括定量吸入器和储雾罐，其中储雾罐由吸入器接口、气流量信号笛、储雾罐体、单向瓣膜和吸口组成。

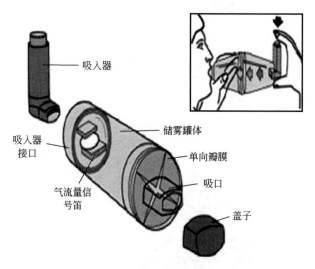

图 1-21　pMDI＋储雾罐的结构

（二）操作方法

① 将盖帽拿下并擦拭干净。
② 沿着气雾剂的长轴方向将药物用力摇匀。
③ 将气雾剂喷嘴端与储雾罐相连接，保持储雾罐面罩鼻端与气雾剂药瓶端朝上。
④ 将储雾罐的面罩紧密扣于口鼻部，按压气雾剂喷入药物使药物在储雾罐内充分混匀，均匀呼吸 30s。

⑤ 取下储雾罐。

⑥ 漱口并清洗脸部和鼻腔。

⑦ 清洗装置，并将气雾剂盖帽盖回。

（三）应用时常见错误

① 用力吸气，但无气流经过时，检查气阀是否运动。

② 储雾罐的放置角度未呈 90°，未能保证气道的充分开放。

六、干粉雾化吸入（以准纳器为例）

（一）操作步骤

① 打开准纳器：一手握住准纳器，另一拇指外推手柄至完全打开。

② 将准纳器滑动杆向外推出至发出"咔哒"声，一个标准剂量的药物已备好可供吸入，并在剂量指示窗口有相应显示。

③ 握住准纳器，呼气一口后将吸嘴放入口中，平稳深长地吸入药物。

④ 将准纳器从口中拿出，屏气 10s。

⑤ 吸入完毕后将准纳器关闭：用拇指推回手柄至发出"咔哒"声，滑动杆自动复位，表明已关闭。

（二）准纳器的常见使用错误

① 未掌握打开和关闭准纳器的方法。

② 对着吸嘴呼气，药物受潮。

③ 吸气时间过于短暂且吸药后未屏气 10s。

④ 未保持头部垂直以打开气道顺利吸入。

⑤ 吸气和呼气方式错误。

⑥ 用水或其他液体擦拭吸嘴，药物受潮。

⑦ 吸入药物后未漱口，增加了出现真菌性口咽炎的可能性。

七、患者端雾化方式

1. 口含式（图 1-22）

雾滴直接经过口腔进入呼吸道，药物沉积和泄漏少，药物损耗小，效果更佳，临床使用较广泛，但需要患者持续手持，易产生疲劳感。

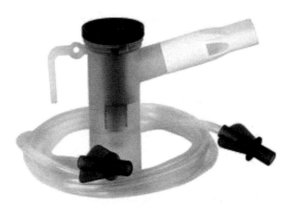

图 1-22　口含式

2. 面罩式（图 1-23）

将面罩紧密扣在口鼻部，使雾气通过口腔或鼻腔吸入治疗，但是更多的是通过鼻腔进入，如果面罩密封性不够时，药物会部分泄漏。使用面罩式雾化进行治疗，医患顺应性高，但会有药物残留面部或沉积在鼻腔，且相对而言药物的使用率会比口含式吸入低一些。

（1）使用面罩雾化的情况　①婴幼儿、老年人、智力低下者或理解能力差不能掌握或配合口含雾化者；②合并有过敏性鼻炎或有腺样体肥大的下呼吸道系统疾病者；③大部分老年患者和危重症患者由于四肢肌力减弱、呼吸自我调节能力不足等原因造成手持储液器不稳定，造成配合不当者；④面罩雾化对于明显低氧而无二氧化碳潴留的

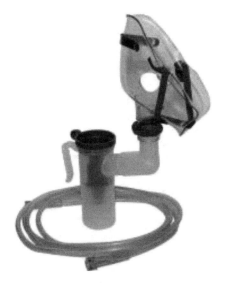

图 1-23   面罩式

患者更有利于改善缺氧。

（2）使用面罩雾化吸入治疗的注意事项   ①使用面罩型雾化吸入方法治疗过程中，保持适当的面罩紧密度，密切观察患者生命体征及病情变化；②指导患者尽量经口吸入雾气；③雾化结束后要漱口、清洗鼻腔和脸部，以减少药物吸附，以降低药物的副作用和不适感。

第六节   雾化吸入装置的清洗与消毒

（一）雾化吸入装置的清洗

使用完雾化器后：

（1）拆解雾化器，依次为：①卸下吸嘴/面罩和药液瓶盖；②从药液瓶上卸下空气导入管；③从药液瓶上卸下吸水管/隔片。

　　雾化器的拆解见图 1-24。

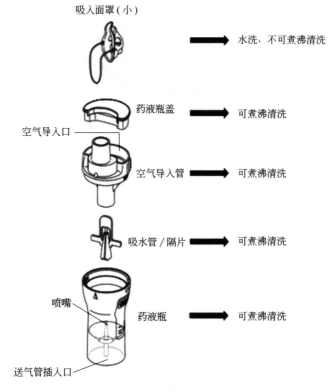

图 1-24　雾化器的拆解

（2）倒掉药液，将药液瓶中残留的药液全部倒出（图 1-25）。

（3）清洗部件（注意不要遗失部件）。

　　① 药液杯组件（连接头、空气导入管、药液杯）用温水和中性洗涤剂（洗碗剂的水溶液）清洗。用洁净的温水将每个部件冲洗干净，然后放在清洁卫生的场所自然干燥。药液杯组件使用 1 年后请进行更换。

　　② 吸水管用流水清洗。

　　③ 污垢难以洗净时，采用煮沸清洗的方法。（如每天连续使用，

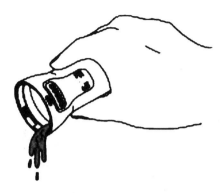

图 1-25　倾倒药液

需要每隔几天，每次 10～15min 的方法煮沸清洗。）

　　煮沸清洗见图 1-26。

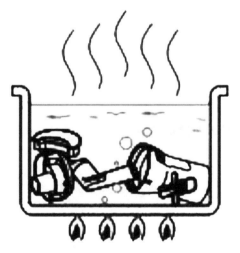

图 1-26　煮沸清洗

　　可煮沸清洗部件：药液瓶盖、空气导入管、吸水管/隔片、药液瓶、吸嘴。

　　不可煮沸清洗部件：送气管、过滤片、过滤片盖、吸入面罩。请勿对送气管、过滤片进行水洗，送气管脏污时，使用以水或中性洗涤剂湿润的软布擦拭。过滤片请更换为新品。清洗完毕后，将部件小心取出（注意不要遗失部件）去除多余的水分，放在清洁卫生的场所自然干燥。晾干见图1-27。

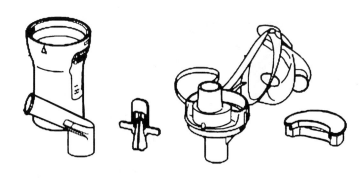

图1-27　晾干

重要提示：雾化器配件如有破损或遗失，请及时更换与雾化器相匹配的原装配件。如果配件不匹配，雾化治疗将无法达到预期效果，可能出现雾化微粒过大无法到达患处，药液残留多等情况影响治疗效果。

（二）雾化吸入装置的消毒

雾化射流杯和雾化口含嘴使用后可用500mg/L含氯消毒剂浸泡半小时，切记将含氯消毒液冲干净晾干备用，空气导管不建议清洗消毒。

第七节　雾化吸入的常用药物

一、支气管舒张剂

支气管舒张剂主要用于解除支气管痉挛，常用药物有如下几种。

（一）β₂ 受体激动剂

通过对气道平滑肌 β_2 受体的兴奋，舒张气道平滑肌。β_2 受体激动剂可分为短效 β_2 受体激动剂（简称 SABA，作用维持 $4\sim6h$）和长效 β_2 受体激动剂（简称 LABA，作用维持 $12h$）。目前常用的短效 β_2 受体激动剂有沙丁胺醇和特布他林，都能很快缓解患者症状。沙丁胺醇起效快于特布他林，气管舒张作用也更强于特布他林，是缓解哮喘急性发作症状的首选药物。长效的又分为速效（数分钟起效）和慢效（半小时起效）两种。常见速效药物有福莫特罗，慢效有沙美特罗，这两种药物作用的时间比较长，但福莫特罗吸入之后很快患者症状能得到一定的缓解，而沙美特罗要吸入后 $0.5h$ 左右才能逐渐地发挥它的药理作用。

1. 沙丁胺醇（图 1-28）

（1）用法用量　可采用间歇疗法和连续疗法。使用间歇疗法时，一般将本品稀释到 $2\sim2.5mL$ 后使用，每日可重复 4 次。使用连续疗法

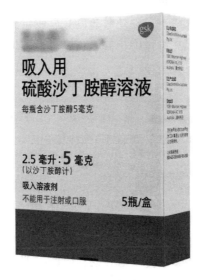

图 1-28　沙丁胺醇

时，一般将本品稀释成 100mL 使用，常用的给药速率为 1～2mL/h。

（2）注意事项　①沙丁胺醇禁用于对沙丁胺醇中任何成分有过敏史的患者，以及先兆性流产患者。②对患甲状腺毒症的患者应慎用。③运动员慎用。④常见的不良反应有低钾血症、震颤、头痛、心动过速、外周血管扩张等。⑤哮喘的控制应常规按照阶梯治疗原则进行，在家使用沙丁胺醇溶液时注意：若用药后症状得不到缓解或药效持续时间缩短，不能自行加大剂量或增加用药次数，因为用药过量可引发不良反应。只有在医生的指导下方能增加用药剂量及用药次数。

2. 特布他林（图 1-29）

（1）用法用量　①剂量应个体化，只能通过雾化器给药，无需稀释备用。②成人及体重 20kg 以上儿童：经雾化器吸入 1 个小瓶即 5mg（2mL）的药液，可以每日给药 3 次。③体重 20kg 以下的儿童：经雾化器吸入半个小瓶即 2.5mg（1mL）的药液，每日最多可给药 4 次。④给药控制：因为患者的雾化吸入技术经常不正确，因此应当定期检查患者的雾化吸入技术。⑤使用硫酸特布他林雾化液方法：握住单剂量小瓶，使瓶口向上，拧动瓶盖以开启瓶盖。将小瓶中溶液挤入雾化器储液器中。本品可在雾化器中稳定存放 24h。开封后，其中的单剂量药液应在 3 个月内使用。

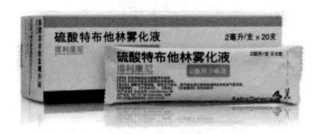

图 1-29　特布他林

（2）注意事项　①对特布他林或其中任一成分过敏者禁用。②严重的心血管疾病、未得到控制的甲状腺毒症、未经治疗的低钾血症及易患闭角型青光眼的患者慎用。③运动员慎用。④使用特布他林时确保药物不能接触到眼睛，若弄进眼睛，应用水冲洗眼睛。⑤建议对伴有糖尿病的患者在开始使用特布他林时应监测血糖。⑥特布他林对驾驶和使用机器能力有影响，用药期间应避免以上操作。

（二）抗胆碱能药物

常用抗胆碱能药物为异丙托溴铵、泰乌托品等雾化吸入溶液，起效比 β_2 受体激动剂慢，该类药物通过阻断节后迷走神经传出支，降低迷走神经张力而舒张支气管。其扩张支气管的作用比 β_2 受体激动剂弱，起效也较慢，但长期应用不易产生耐药性。本品与 β_2 受体激动剂联合应用具有协同、互补作用。

异丙托溴铵（图 1-30）

（1）用法用量 异丙托溴铵为常用的短效抗胆碱能药物（SAMA）吸入制剂，为非选择性胆碱 M 受体拮抗剂，由于其阻断突触前膜上 M_2 受体可促使神经末梢释放乙酰胆碱，因而部分削弱了阻断 M_3 受体所带来的支气管舒张作用。用生理盐水稀释后使用，一般每次 1 个单剂量小瓶，每天 3～4 次。在急性治疗或维持治疗过程中不要超所

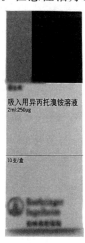

图 1-30 异丙托溴铵

推荐的每日剂量。

（2）注意事项　①患者在使用气雾剂时，最好坐下或站立，以达到良好的治疗效果。②本品和色甘酸钠吸入用溶液不能在同一个雾化器中同时吸入使用。③异丙托溴铵禁用于对异丙托溴铵或其他任何成分中的一种，以及阿托品或其衍生物过敏者。④有闭角型青光眼倾向或已经存在尿道阻塞的患者应慎用本品。⑤异丙托溴铵溶液常见的不良反应有速发型超敏反应、头痛、咽喉刺激、咳嗽、口干、胃肠动力障碍（包括便秘、腹泻和呕吐）、恶心和头晕等。其中有囊性纤维化的患者更易于出现胃肠动力障碍。⑥当雾化的异丙托溴铵进入患者眼睛时，有个别报告出现眼部并发症，因此注意确保药物不能接触到眼睛。⑦如出现头晕等不良反应，应避免从事潜在危险的作业，如驾驶汽车或操纵机械。

二、糖皮质激素

吸入性糖皮质激素（inhaled corticosteroid，ICS）是哮喘的长期治疗药物，是目前最强的气道局部抗炎药物，它通过对炎症反应所必需的细胞和分子产生影响而发挥抗炎作用。ICS 的抗炎机制可分为经典途径（基因途径）和非经典途径（非基因途径）。经典途径是指激素与胞质内的激素受体（简称胞质受体）结合，并转运进入细胞核后影响核酸的转录而发挥抗炎作用；非经典途径是指激素与细胞膜激素受体（简称膜受体）结合，在数分钟内生效。高剂量的 ICS 能够有效启动数量少、亲和力弱的膜受体快速通道。国内已上市的 ICS 为布地奈德（BUD）和丙酸倍氯米松（BDP）。其他如丙酸氟替卡松、环索奈德等雾化剂型尚未在国内上市。

1. 布地奈德（图 1-31）

（1）用法用量　布地奈德（BUD）吸入剂使用剂量应个体化，一般 2～3 次/d。对于非口服皮质类固醇依赖的患者，用推荐剂量的布地奈德治疗，一般在 10d 内产生治疗作用。而口服皮质类固醇依赖的患者，在哮喘相对稳定时开始布地奈德治疗，必须将高剂量布地奈

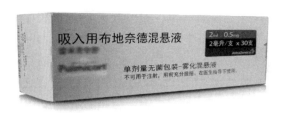

图 1-31　布地奈德

德和原有剂量口服类固醇药物联合使用 2 周，然后逐渐减少口服类固醇药物剂量，尽可能降至最低剂量。该药起效迅速，10～30min 即可发挥气道抗炎作用，适用于重症支气管哮喘急性发作的治疗，尤其适用于儿童哮喘患者。但单独应用不能快速缓解气流受限，常与支气管舒张剂（例如吸入用复方异丙托溴铵溶液）联合使用，布地奈德不宜单独用于治疗 AECOPD。

（2）不良反应　声嘶、溃疡、咽部疼痛不适、舌部和口腔刺激、口干、咳嗽和口腔念珠菌病（通常出现于较长时间大剂量使用该激素者）。吸入激素也可能会掩盖一些已有感染的症状，或使用时诱发新的感染，所以患有活动或静止期肺结核病的患者或呼吸系统的真菌、严重细菌、病毒感染者需慎用。

（3）注意事项　①对布地奈德或任何其他成分过敏者禁用布地奈德。②运动员慎用。③布地奈德的耐受性好，大多数不良反应都很轻，且为局部性。常见不良反应有过敏反应、胸痛、疲劳、流感样症状等。④在临床研究中，一些患者出现了口腔和咽部的局部白色念珠菌感染。因此在每次吸入后应漱口，正确的漱口是深咽部漱口，并将水吐出，不可吞下。可使念珠菌感染的发生率减至最低。⑤布地奈德不是支气管舒张剂，因而不应用于快速缓解急性支气管痉挛，不宜单独用于治疗哮喘持续状态或其他急性发作。

2. 丙酸倍氯米松（BDP）

（1）临床上多用于治疗哮喘及改善支气管阻塞症状，不仅副作用轻微，而且迅速抑制炎症病灶直接作用于上下呼吸道，对肺组织无明显影响。

（2）不良反应　长期使用可能引起口腔或咽喉部位的念珠菌病（鹅口疮），对于气道敏感性极高的患者，可能会引起咳嗽加剧和声音嘶哑或咽喉刺激，在吸入后需立即用水清洗口腔。若给药后发生反常性支气管痉挛伴随喘鸣立即增多、气短以及给药后咳嗽，应当立即用速效吸入性支气管舒张剂进行治疗，停用吸入用丙酸倍氯米松混悬液，对患者进行评估，必要时开始使用替代治疗。

三、黏液溶解剂

此类药物主要用于化痰。

1. 盐酸氨溴索注射液

（1）该药具有溶解分泌物及促进黏液排除的作用。

（2）该药为静脉制剂，产品说明书未推荐雾化吸入使用，吸入给药有可能加重气道高反应性。在国内尚未有该药雾化吸入剂型，但已有较多的临床应用经验。

2. N-乙酰半胱氨酸

（1）可降低痰的黏滞性，并使之液化而易于排出。近年来，多项研究结果提示，雾化吸入 N-乙酰半胱氨酸可用于特发性肺纤维化的治疗，可改善患者肺功能，尤其适用于早期患者。

（2）不良反应　对鼻咽和胃肠道有刺激，可出现鼻溢液、口腔炎、恶心和呕吐等。

四、抗菌药物

氨基糖苷类抗菌药物如阿米卡星多用于长期有铜绿假单胞菌感染的支气管扩张症和多重耐药菌感染的院内获得性肺炎如呼吸机相关性肺炎等。由于抗菌药物在皮肤黏膜局部应用很少被吸收，在感染部位不能达到有效浓度，且局部应用易导致耐药菌产生，抗生素易引起过敏反应，迄今为止，尚无专供雾化吸入的制剂，静脉制剂并不完全适用于雾化给药，静脉制剂中含有防腐剂，可诱发支气管哮喘。所以目前，除妥布霉素被批准用于雾化吸入治疗囊性纤维化疾病，其余药物均不推荐用于雾化吸入治疗。

五、抗病毒药物

α干扰素：抗病毒常用药物，如卫健委发布《新型冠状病毒肺炎诊疗方案（试行第七版）》指出，可试用α干扰素雾化吸入（成人每次500万单位或相当剂量，加入灭菌注射用水2mL，每日2次）。虽临床使用较为广泛，但尚无儿童雾化吸入推荐剂量，且有效性仍需进一步证实。

利巴韦林：适用于有明确的病毒感染者。

六、中成药注射液

临床常将鱼金注射液和野菊花注射液等作为呼吸道疾病的雾化吸入药物，且反馈效果佳，不良反应少。但产品说明书未提及可应用于雾化吸入，其疗效的可靠性以及安全性均有待验证，未有明确条文规定使用规范。

七、联合用药

将多种药物溶液或混悬液混合后让患者同时吸入，不仅缩短了雾化吸入的时间，而且能增强雾化吸入的效果，得到了临床的广泛应用。如抗胆碱能药物与 β_2 受体激动剂联合应用具有协同作用，扩张支气管的作用更强，具有起效迅速、作用持久的特点。

雾化联合用药见图1-32。

八、其他雾化药物

（1）高渗盐水（浓度为3%） 其能有效缩短急性毛细支气管炎患儿住院时间，有效降低严重度。若使用该药48~72h患者临床症状不缓解或有刺激性呛咳应停用。支气管哮喘患儿禁用。

（2）FDA批准的、未在国内上市的雾化吸入用药

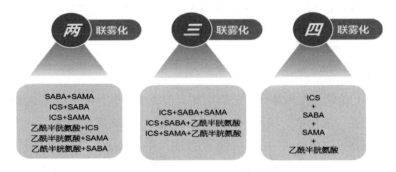

图 1-32　雾化联合用药

① 氟尼缩松、糠酸莫米松：用于哮喘。

② 色甘酸钠：预防支气管哮喘。但尚无儿童雾化吸入推荐剂量，有效性也需进一步证实。

③ 曲前列尼尔、伊洛前列素：用于肺动脉高压。

④ 羟乙基磺酸喷他脒：用于 HIV 感染患者预防肺孢子菌肺炎。

⑤ 氯醋甲胆碱：用于检测气道高反应性。

九、常见的超说明书雾化药物

常见的超说明书雾化药物见表 1-6。

表 1-6　常见的超说明书雾化药物

常见药品		用法	原因
传统"呼三联"	地塞米松	不适合雾化	该药进入体内后，需经肝脏转化，副作用大；脂溶性低、水溶性高，与气道黏膜组织结合较少，肺内沉积率低，与糖皮质激素受体的亲和力低，在气道内滞留时间也短，疗效相对较差
	庆大霉素	不适合雾化	因气道药物浓度过低，达不到抗感染的目的，细菌长期处于亚抑菌状态，产生耐药性，同时可刺激气道上皮，加重上皮炎症反应
	α-糜蛋白酶	不适合雾化	有报道该药对肺组织有损伤，吸入气道内可致炎症加重并诱发哮喘；该药视网膜毒性较强，雾化时接触眼睛容易造成损伤；遇血液迅速失活，不能用于咽部、肺部手术患者

常见药品	用法	原因
盐酸氨溴索	国内尚无雾化剂型	非雾化制剂的药物无法达到雾化颗粒要求,无法通过呼吸道清除,可能在肺部沉积,从而增加肺部感染的发生率;静脉制剂中含有防腐剂,如酚、亚硝酸盐等吸入后可诱发哮喘发作,故不推荐雾化使用
中成药	无雾化剂型	无证据,无配伍相关数据,不推荐雾化使用
静脉制剂	不适合雾化	含有防腐剂(酚、亚硝酸盐),经雾化吸入后可诱发哮喘发作;无法达到雾化颗粒要求,无法通过呼吸道清除,可能在肺部沉积,增加肺部感染的发生率
抗菌药物	我国目前尚无专供雾化吸入的抗菌药物制剂	不推荐以静脉抗菌药物制剂代替雾化制剂使用
乙酰半胱氨酸	对于儿童使用的安全性和有效性并不明确	可能会诱发儿童气道痉挛,加重哮喘患儿的病情,同时它也会明显增加呼吸道的痰量,使用过程中要注意防止痰液栓塞的风险
利巴韦林喷雾剂、重组人干扰素喷雾剂、开喉剑喷雾剂、西瓜霜喷雾剂、四价肠道病毒抗体喷剂等喷雾剂	其有效性不明确	药物是否有效,必须有严格的临床试验证实用药比不用药能够明显缩短病程的长度,目前并未有相关的研究证实这些喷雾剂的有效性

超说明书用药专家共识推荐意见:

① 超说明书用药目的只是为了保障患者利益。

② 权衡利弊,保障患者利益最大化。

③ 有合理的证据支持。

④ 需经医院相关部门批准并备案。

⑤ 定期评估,防控风险。

第二章

雾化吸入疗法的
临床应用

第一节　呼吸系统疾病

一、支气管哮喘

支气管哮喘（bronchial asthma），简称"哮喘"，是一种异质性疾病，常以慢性气道炎症为特征；包含随时间不断变化和加剧的呼吸道症状如喘息、气短、胸闷和咳嗽，同时具有可变性呼气气流受限。一般根据发病诱因支气管哮喘分为变异性哮喘、感染性哮喘、运动性哮喘、药物性哮喘、职业性哮喘及特殊类型支气管哮喘（如月经性和妊娠性哮喘）等哮喘炎症。哮喘长期治疗药物可分为控制性药物、缓解性药物和重度哮喘的添加药物三类。长期维持治疗，首先推荐定量吸入器或干粉吸入器治疗，但部分病情较重，需要较大剂量药物治疗的患者以及不能正确使用吸入装置的患者如婴幼儿，可考虑通过雾化吸入给药。

（一）常用雾化吸入药物推荐

1. 支气管舒张剂

支气管舒张剂是哮喘患者预防或缓解症状所必需的药物。对于轻、中度哮喘急性发作，重复吸入短效 β_2 受体激动剂（short-acting beta 2 agonist，SABA）通常是最有效的治疗方法，可快速逆转气流受限。推荐在初始治疗第 1h，间断（每 20min）或连续雾化给药，随后根据需要间断给药（1 次/4h）；在治疗效果不佳时，再考虑添加 SAMA 联合雾化吸入治疗。对于重度哮喘急性发作，联合 SABA 和 SAMA 治疗可更好改善肺功能，降低住院率。

2. ICS

ICS 是当前治疗哮喘最有效的抗炎药物。在哮喘发作或症状加重的初期，雾化吸入支气管舒张剂联合大剂量 ICS（2～4 倍基础剂量）可以替代或部分替代全身应用激素。对全身使用激素有禁忌的患者，如胃十二指肠溃疡、糖尿病等患者可以采用 ICS 雾化给药。在哮喘急性发作的急诊治疗中，出现症状后首个小时给予高剂量 ICS，可降低未接受全身性糖皮质激素治疗患者的住院需求，且耐受性良好。急诊留观结束回家后，大多数患者应给予常规持续 ICS 治疗，因为重度急性发作是未来发生急性发作的危险因素。含 ICS 的治疗方案可显著降低哮喘相关性死亡或住院率。布地奈德混悬液为临床应用最早和最广泛的 ICS。诸多研究结果表明，雾化吸入布地奈德可作为全身性糖皮质激素治疗哮喘急性发作的替代或部分替代治疗。

（二）临床案例

1. 病例摘要

（1）现病史　患者男性，35 岁，咳嗽、发热 2 周，喘息 5 天。2 周前受凉后出现咽痛、咳嗽、发热，以干咳为主，最高体温 37.8℃。口服"感冒药"后发热症状明显改善，但咳嗽症状改善不明显。5 天前出现喘息，夜间明显，自觉呼吸时有"喘鸣音"，常常于夜间憋醒。接触冷空气或烟味后症状可加重。既往患"过敏性鼻炎"5 年，经常使用"抗过敏药物"。无烟酒嗜好。其父患湿疹多年。

（2）入院查体　T 36.2℃，P 80 次/分，R 24 次/分，BP 120/80mmHg。意识清楚，口唇无发绀，颈静脉无充盈。双肺可闻及散在哮鸣音。心界不大，HR 80 次/分，律齐，未闻及杂音。腹软，肝脾肋下未触及，双下肢无水肿，未见杵状指。

（3）辅助检查　血常规：WBC 7.6×10^9/L，N 75%，L 12%，E 10%（正常值 0.5%～5%），Hb 135g/L，PLT 234×10^9/L。胸片未见明显异常。

2. 初步诊断及诊断依据

（1）初步诊断　支气管哮喘。

（2）诊断依据　①中青年男性，急性病程。②患者咳嗽、喘息，喘息以夜间为著，对刺激性气体或冷空气敏感。2周前咽痛，咳嗽，发热。③既往患"过敏性鼻炎"5年。④查体示双肺可闻及哮鸣音。⑤血嗜酸性粒细胞明显升高。

3. 鉴别诊断

（1）急性支气管炎　可有发热、咳嗽，偶可出现喘息。常常由病毒感染引起，病情常常呈自限性。但一般无明显的昼轻夜重，无明显过敏原接触史及过敏性疾病史。血嗜酸性粒细胞一般不高。

（2）COPD　可表现为咳嗽、喘息。但多见于中老年人，常有长期大量吸烟史。以慢性咳嗽、咳痰为主要表现，胸片可有肺气肿表现。患者青年男性，无吸烟史，无慢性咳嗽、咳痰病史，考虑可能性小。

（3）急性左心衰竭　可有呼吸困难、喘息、肺部哮鸣音等表现。但患者多有基础心脏病。体检常见心脏扩大、奔马律等体征。X线胸片可见心脏增大、肺淤血等表现。

（4）嗜酸性粒细胞肺浸润症　患者可有发热、喘息、血嗜酸性粒细胞升高，但多有明确接触史，病情较轻，胸片可见多发淡薄斑片影，患者缺乏接触史，胸片亦不符，考虑可能性小，必要时肺活检以进一步除外。

4. 诊疗计划

（1）完善肺功能、血气分析、IgE 等各项相关辅助检查。
（2）联合使用支气管舒张剂（β_2 受体激动剂、茶碱、抗胆碱能药物）。
（3）吸入糖皮质激素。
（4）抗感染治疗。
（5）病情监测和健康教育。

二、慢性阻塞性肺疾病

慢性阻塞性肺疾病（chronic obstructive pulmonary disease），以

下简称 COPD 或慢阻肺。COPD 是一种常见的以持续性气流受限为特征的可以预防和治疗的疾病，气流受限不完全可逆、呈进行性发展，与气道和肺脏对有毒颗粒或气体的慢性炎性反应增强有关，急性加重和并发症影响着疾病的严重程度和个体的预后。

（一）常见症状

① 呼吸困难是最重要的症状，也是患者体能丧失和焦虑不安的主要原因。

② 慢性咳嗽常为首发，早期早晨较重。

③ 咳痰咳嗽后常咳少量黏液性痰，并感染时量增多，常为脓性痰。

④ 喘息和胸闷不是特异性症状，部分患者特别是重症者有明显的喘息，听诊有广泛的吸气相或呼气相哮鸣音，胸部紧闷感常于劳力后发生，与呼吸费力和肋间肌收缩有关。

⑤ 其他：较重者可能发生全身性症状，如体重下降、食欲减退、外周肌肉萎缩和功能障碍、精神抑郁和/或焦虑等，长时间剧烈咳嗽可导致咳嗽性晕厥，合并感染时可咳血痰。

（二）常用雾化吸入药物推荐

1. 支气管舒张剂

反复给予雾化吸入短效支气管舒张剂是慢阻肺急性加重（AECOPD）的有效治疗方法。通常 SABA 较适用于慢阻肺急性加重的治疗，若效果不显著，建议加用 SAMA。

2. ICS

雾化吸入高剂量 ICS 可降低慢阻肺急性加重炎症水平，缓解急性加重症状，改善肺功能。其疗效与全身应用激素相当，且不良反应发生率相对较低。单独使用雾化吸入布地奈德，可替代口服糖皮质激素治疗慢阻肺急性加重。每天雾化 6～8mg 的布地奈德（3mg，2 次/d，或 2mg，1 次/6h），能达到与静脉注射甲泼尼龙（40mg）相当的疗效，但对剂量和疗程尚未达成共识，现有临床研究疗程通常为 10～14d，根据急性加重严重程度，调整剂量和疗程。

3. 祛痰药

对于痰多黏稠不易咳出的慢阻肺急性加重患者，联合 SABA 与祛痰药雾化吸入可协同排痰，但在慢阻肺全球倡议（GOLD）2016 中祛痰药未被推荐为常规用药。

（三）临床案例

1. 病例摘要

（1）现病史　患者女，76 岁，"咳嗽、气促 10 年余，再发加重 1 周"入院。患者于 10 余年前出现咳嗽、咳痰，冬春季好发，每年发作时间累计超过 3 个月，以后症状反复发作。近 1 年来平地快步行走时及攀爬楼梯时感气促，休息后可逐渐缓解，病情逐渐加重，未正规诊治，1 周前因受凉出现咳嗽，咳少量白色黏痰，痰不易咳出，并有发热，感胸闷、气促，活动后加重，稍感乏力，活动耐力明显下降，无夜间端坐呼吸，胃纳不佳。有长期吸烟史及慢性咳嗽史。

（2）入院查体　T 37.5℃，P 94 次/分，R 19 次/分，BP 138/80mmHg。神志清，精神可，颈软，气管居中，颈静脉无怒张，双肺呼吸音粗，双肺可闻及少许干湿性啰音，心律齐，未闻及杂音；腹平软，肝脾肋下未及，全腹无压痛、反跳痛，未及包块，移动性浊音阴性，双下肢无水肿，神经系统检查无异常。

（3）辅助检查　胸部 CT 示：两肺纤维灶，慢性支气管炎伴感染、肺气肿征象，肺大疱形成；心电图示：窦性心律，轻度 ST-T 改变。

2. 初步诊断及诊断依据

（1）初步诊断　慢性阻塞性肺疾病伴急性加重。

（2）诊断依据　①老年患者，有长期吸烟史及慢性咳嗽史。②咳嗽气促再发 1 周入院。③查体双肺呼吸音粗，双肺可闻及少许干湿性啰音。④两肺纤维灶，慢性支气管炎伴感染、肺气肿征象，肺大疱形成。⑤发热伴胸闷、气促，活动后加重，活动耐力明显下降。

3. 鉴别诊断

（1）肺结核　反复咳嗽咳痰，双肺干湿啰音，需考虑肺结核，但患者无低热、盗汗等结核毒性症状，既往否认结核病史，可进一步行痰菌检查以排除之。

（2）肺癌　老年患者，咳嗽气促，需排除肿瘤，可进一步行血肿瘤标记物及纤维支气管镜等检查以排除之。

（3）冠心病、左心衰竭　活动后气促，老年患者，需考虑左心衰竭，但患者无高血压、动脉硬化等易发因素，进一步行 BNP 测定及心脏彩超等辅助检查明确患者病情。

4. 诊疗计划

（1）完善血尿粪三大常规、血生化、痰培养及药敏试验、痰涂片查抗酸杆菌、凝血功能、上腹部 B 超等相关辅助检查。

（2）予头孢他啶针 2.0g bid 静滴，联合左氧氟沙星针 0.5g qd 静滴抗感染，氨溴索针静滴及口服桉柠蒎肠溶软胶囊祛痰，多索茶碱针静滴平喘等对症支持治疗。

（3）给予雾化治疗　布地奈德 1mg/2mL 雾化吸入 bid，沙丁胺醇 0.5mL 雾化吸入 bid，密切观察患者病情，及时完善治疗措施。

三、支气管扩张症

支气管扩张症（bronchiectasis）是由各种原因引起的支气管树的病理性、永久性扩张，导致反复发生化脓性感染的气道慢性炎症，临床表现为持续或反复性咳嗽、咳痰，有时伴有咯血，可导致呼吸功能障碍及慢性肺源性心脏病。

（一）常用雾化吸入药物推荐

1. 抗菌药物

美国 FDA 已批准妥布霉素用于雾化吸入治疗囊性纤维化疾病。有研究报道在支气管扩张症急性加重期使用妥布霉素、庆大霉素、阿米卡星或多黏菌素 E 雾化吸入，2 次/d，疗程 7～14d，可获得较好的疗效。近年国外也有一些作者报道，在支气管扩张症稳定期长期雾化吸入上述抗菌药物，疗程为 4 周至 12 个月不等，多数为间歇给药或周期性给药，可以显著减少支气管扩张症患者急性加重的次数和延长急性加重的间歇期，降低痰菌负荷量，但是对患者的肺功能和生活质量改善不明显。

2. 支气管舒张剂和 ICS

由于支气管扩张症患者常常合并气流阻塞及气道高反应性，可以按需使用支气管舒张剂和 ICS 作雾化治疗，使用的药物和剂量可参照慢阻肺急性加重部分。

（二）临床案例

1. 病例摘要

（1）现病史　患者女，67 岁，1 周前开始出现咳嗽、咳痰，痰多。一天前感冒后再发上述症状，伴有咯血，量少，色鲜红，无明显发热，在当地卫生院以"肺部感染"治疗（具体用药名称及剂量不详），症状无明显好转。今为求诊治，前来我院，门诊经查胸片示：两下肺炎症，支气管扩张合并感染。后以"支气管扩张症"收入我科。患者自发病以来，神志清，精神欠佳，饮食一般，睡眠差，易惊醒，大小便正常。体重无明显减轻。

（2）既往史　平素体质一般，患者近 2 年来因"肺部感染：支气管扩张咯血"多次在我院住院治疗，均好转出院。否认肝炎、结核等传染病史；否认高血压、冠心病、糖尿病等慢性病史；无手术、外伤史；无输血及献血史；预防接种史随当地正规进行。

（3）入院查体　T 38.0℃，P 68 次/分，R 19 次/分，BP 120/80mmHg。发育正常，营养中等，神志清，精神欠佳，胸廓对称无畸形，无肋间隙增宽及变窄，双侧呼吸动度一致，右肺叩诊呈浊音，语颤增强，听诊双肺呼吸音粗，可闻及干性啰音。心前区无隆起，心界无扩大，心率 68 次/分，心音有力，节律整齐，心脏听诊区未闻及异常杂音，肠鸣音可。

（4）辅助检查　血常规：RBC 4.98×10^{12}/L，WBC 10.8×10^9/L，Hb 147g/L，PLT 216×10^9/L；心电图示：心电轴正常，Ⅰ度房室传导阻滞；胸片示：两下肺炎症，支气管扩张合并感染。

2. 初步诊断及诊断依据

（1）初步诊断　支气管扩张症。

（2）诊断依据　①长期咳嗽、咳脓痰或反复咯血症状。②听诊双肺呼吸音粗，可闻及干性啰音。③胸片示：两下肺炎症、支气管扩张合并感染。

3. 鉴别诊断

（1）慢性支气管炎　指气管、支气管黏膜及周围组织的慢性非特异性炎症，多发生于 40 岁以上的患者，有吸烟史。患者以咳嗽、咳痰为主要症状，每年发病持续 3 个月以上，连续 2 年或 2 年以上，咳痰明显，多咳白色黏液痰，感染急性发作时可出现脓性痰，但无反复咯血史。

（2）肺脓肿　是由细菌、真菌等所引起的肺组织化脓性病变。该病起病急，并伴有高热、咳嗽、咳大量脓臭痰等症状，可与支气管扩张症鉴别。

（3）肺结核　主要由结核分枝杆菌引起的肺部病变，以低热、盗汗、乏力、消瘦为主要症状。病原学检查可见结核分枝杆菌，可与支气管扩张症鉴别。

（4）先天性肺囊肿　是一种肺部先天性畸形，壁具有小支气管壁结构，内部可有黏液。X线检查可见壁薄的圆形阴影，胸部CT和支气管造影可协助诊断，可与支气管扩张症鉴别。

（5）弥漫性泛细支气管炎　是以肺部呼吸性细支气管为主要病变区域的气道疾病，有慢性咳嗽、咳痰、活动时呼吸困难及慢性鼻窦炎。胸片和CT检查可见弥漫分布的小结节影，可与支气管扩张症鉴别。

（6）支气管肺癌　是起源于支气管黏膜或腺体的恶性肿瘤。该病多见于40岁以上患者，表现为咳嗽、咳痰、胸痛，少见大咯血症状。支气管镜、CT及痰细胞学检查可与支气管扩张症鉴别。

4. 诊疗计划

（1）积极完善各项相关检查。

（2）给予酚磺乙胺静脉滴注止血治疗，维持水电解质平衡，积极抗炎、抗感染治疗。

（3）中成药　清热解毒。

（4）化痰止咳　布地奈德1mg/2mL雾化吸入bid，沙丁胺醇0.5mL雾化入bid，密切观察患者病情，及时完善治疗措施。

四、慢性支气管炎

慢性支气管炎（chronic bronchitis）是气管、支气管黏膜及其周围组织的慢性非特异性炎症。临床上以咳嗽、咳痰为主要症状，或有喘息，每年发病持续3个月或更长时间，连续2年或2年以上，并排除具有咳嗽、咳痰、喘息症状的其他疾病。

（一）慢性支气管炎急性发作期常用雾化吸入药物推荐

1. 支气管舒张剂

给予雾化吸入短效支气管舒张剂是慢性支气管炎急性发作期的有

效治疗方法。通常 SABA 较适用于慢性支气管炎急性发作期的治疗，若效果不显著，建议加用 SAMA。

2. ICS

雾化吸入高剂量 ICS 可降低慢性支气管炎急性发作期炎症水平，缓解急性加重症状，改善肺功能。其疗效与全身应用激素相当，且不良反应发生率相对较低。单独使用雾化吸入布地奈德，可替代口服糖皮质激素治疗慢性支气管炎急性发作期。每天雾化 6～8mg 的布地奈德（3mg，2 次/d，或 2mg/g，1 次/6h），能达到与静脉注射甲泼尼龙（40mg）相当的疗效，但对剂量和疗程尚未达成共识。

3. 祛痰药

对于痰多黏稠不易咳出的慢性支气管炎急性加重患者，联合 SABA 与祛痰药雾化吸入可协同排痰。

（二）临床案例

1. 病例摘要

（1）现病史　患者女，64 岁，汉族，已婚，农民，主诉：咳嗽、咳痰、气促 1 个月，加重 1 周入院。患者自述于 1 个月前因受凉后开始出现咳嗽、咳痰、气促、乏力等症状，无恶心、呕吐等，以为感冒而曾就医于当地村卫生室，村医给以口服药物治疗（具体不详），上述症状没有完全缓解。入院前 1 周上述症状加重，患者咳嗽、咳痰加重，尤以夜间为重，不能平卧，上述症状于气候变化时加剧。为明确诊断并彻底治疗，于今日在家属陪同下到我院门诊就医，门诊经检查以"慢性支气管炎"收住入院。自发病以来，患者精神差，食欲减少，大小便正常，体重无明显减轻。既往有慢性支气管炎病史 5 年。

（2）入院查体　T 36.8℃，P 70 次/分，R 19 次/分，BP 120/82mmHg。发育正常，营养中等，痛苦面容。胸廓对称无畸形，两侧呼吸运动对称，节律规则。未触及胸膜摩擦感及握雪感，叩诊清音。两肺呼吸音较弱，呼气音延长，两肺上部可闻及干性啰音，两肩胛下区可闻及细湿啰音。心前区无隆起。剑突下可见心尖搏动，范围无弥散，未触及细震颤。心界无扩大，心率 70 次/分，律齐，各瓣膜听诊区未闻及病理性杂音。

（3）辅助检查　血常规示：白细胞 $8.3×10^9$/L，淋巴细胞百分数 13.9%，中性粒细胞百分数 82.7%，红细胞 $6.3×10^{12}$/L，血红蛋白 195.0g/L，血小板计数 $166×10^9$/L。尿常规示：尿蛋白＋。心电图示：窦性心律（70 次/分），大致正常心电图。随机血糖 6.6mmol/L。

2. 初步诊断及诊断依据

（1）初步诊断　慢性支气管炎。

（2）诊断依据　①患者老年女性，既往有慢性支气管炎病史 5 年。②受凉后持续咳嗽、咳痰、气促 1 个月余，尤以夜间为重，于气候变化时加剧。③两肺呼吸音较弱，呼气音延长，两肺上部可闻及干性啰音，两肩胛下区可闻及细湿啰音。

3. 鉴别诊断

（1）肺结核　除咳嗽、咳痰、咯血外，肺结核患者的一般情况差，低热乏力，一般抗生素治疗无效，具有发热、盗汗等结核中毒症状。X 线检查可见肺结核征象，痰检中可找到结核杆菌。

（2）肺气肿　病情进展缓慢，主要表现为反复咳嗽、咳痰、气短，逐渐加重的呼吸困难。查体有桶状胸、呼吸运动减弱、叩诊呈过清音、呼气音延长等。X 线检查可见肋间隙增宽，两肺透亮度增加，肺纹理纤细、稀疏。

（3）支气管扩张症　多发生于儿童或青年期，常继发于麻疹、支气管肺癌或百日咳后，具有慢性咳嗽、咳大量脓痰、反复咯血的特点。查体肺部可有单侧性、下部固定湿啰音。X 线检查常见下肺野纹理粗乱或呈卷发状。支气管碘油造影可以确诊。

4. 诊疗计划

（1）完善血常规、尿常规、X 线胸片、肝胆和双肾 B 超、心电图、肝肾功能、电解质、丙肝、抗类风湿检查等相关辅助检查。

（2）向患者及家属交代患者病情。

（3）静脉输液控制感染、补充液体、对症支持治疗，根据病情变化及时调整治疗方案。

（4）给予雾化治疗：布地奈德 1mg/2mL 雾化吸入 bid，沙丁胺醇 0.5mL 雾化吸入 bid。

五、激素敏感性咳嗽

在慢性咳嗽常见病因中，咳嗽变异性哮喘、嗜酸性粒细胞性支气管炎和变应性咳嗽均对糖皮质激素治疗有效，因此被统称为激素敏感性咳嗽，占所有慢性咳嗽病因的 63%。

（一）常用雾化吸入药物推荐

1. 咳嗽变异性哮喘

咳嗽变异性哮喘（cough variant asthma，CVA）治疗原则与典型哮喘相同，ICS 联合支气管舒张剂治疗比单用 ICS 或支气管舒张剂治疗能更快速和有效地缓解咳嗽症状，建议治疗时间至少 8 周以上，部分患者需要长期治疗。常用 ICS 如布地奈德混悬液为 1.0～2.0mg/次，2 次/d，当效果不佳时可加用白三烯受体拮抗剂。临床上成人和儿童剂量应予以区别。

2. 嗜酸性粒细胞性支气管炎

嗜酸性粒细胞性支气管炎（eosinophilic bronchitis，EB）对糖皮质激素治疗反应良好，治疗后咳嗽很快消失或明显减轻。建议首选 ICS 治疗，持续应用 8 周以上。通常采用吸入中等剂量 ICS 进行治疗，如布地奈德混悬液为 2.0mg，2 次/d。个别病例需要长期 ICS 甚至全身性糖皮质激素治疗，才能控制痰液中的嗜酸性粒细胞增高。

3. 变应性咳嗽

糖皮质激素或抗组胺药物对变应性咳嗽（atopic cough，AC）治疗有效，ICS 治疗需 4 周以上。常用 ICS 如布地奈德混悬液 2.0mg，2 次/d。

（二）临床案例

1. 病例摘要

（1）现病史　患儿，7 岁，男童，因"反复咳嗽 1 月余"入院。患儿于入院前 1 个多月因受凉后出现咳嗽，呈反复持续性咳嗽，痰不易咳出，夜间和（或）清晨发作或加剧，无腹痛、腹泻，无呕吐，无呼吸困难、发绀及昏迷、抽搐。在外口服抗生素治疗后无效，遂来我院门诊就诊，门诊以"咳嗽变异性哮喘"收住入院治疗。患儿病后精神、饮食较差，夜间入睡可，大小便正常。

（2）入院查体　T 36.8 ℃，P 97 次/分，R 24 次/分，BP 100/70mmHg。急性病容，神清，精神较差，步入病房，查体合作。全身皮肤黏膜无黄染及皮疹，浅表淋巴结不大。头形正常，唇红，咽充血，双侧扁桃体无肿大，颈软。胸廓对称，发作时双肺可闻及散在或弥漫性的、以呼气相为主的哮鸣音，呼气相延长。心界不大，律齐，心率 97 次/分，心音有力，各瓣膜听诊区未闻及病理性杂音。腹平软，肝脾肋下未扪及，肠鸣音 4～5 次/分。脊柱及四肢无畸形，活动可。神经系统检查未见明显异常。

（3）辅助检查　支气管激发试验或运动激发试验阳性。支气管舒张试验阳性：吸入速效 β_2 受体激动剂后 15min，FEV_1 增加≥12%。

2. 初步诊断及诊断依据

（1）初步诊断　咳嗽变异性哮喘。

（2）诊断依据　①咳嗽持续＞4 周，常在夜间和（或）清晨发作或加剧，以干咳为主。②临床上无感染征象，或经较长时间抗生素治疗无效。③抗哮喘药物治疗有效。④排除其他病因引起的咳嗽。⑤支气管激发试验阳性（或）PEF 每日变异率（连续监测 1～2 周）≥

20%。⑥个人或一级、二级亲属有特应性病史，或变应原测试阳性。以上 1~4 项为诊断的基本条件。

3. 鉴别诊断

（1）慢性支气管炎　慢性支气管炎患者以长期咳嗽为特征，与咳嗽变异性哮喘相似，但其伴有咳痰，肺部常有湿啰音，且对抗哮喘治疗的效果不如咳嗽变异性哮喘反应明显，可与咳嗽变异性哮喘相鉴别。

（2）嗜酸性粒细胞性气管炎　嗜酸性粒细胞性支气管炎唯一或主要的临床表现也是咳嗽，因此与咳嗽变异性哮喘容易混淆。但嗜酸性粒细胞性支气管炎无气道高反应特征，可与咳嗽变异性哮喘鉴别。

4. 诊疗计划

（1）儿科护理常规，积极完善相关检查。

（2）给予小剂量吸入性糖皮质激素联合支气管舒张剂雾化吸入治疗。

六、感染后咳嗽

当呼吸道感染的急性期症状消失后，咳嗽仍然迁延不愈，多表现为刺激性干咳或咳少量白色黏液痰，通常持续 3~8 周，胸部 X 线片检查无异常，称之为感染后咳嗽（postinfectious cough，PIC）；其中以病毒性感冒引起的咳嗽最为常见，又称为"感冒后咳嗽"。

（一）常用雾化吸入药物推荐

（1）ICS　由于气道炎症是感染后咳嗽的核心发病机制，当持续咳嗽影响生活质量时可考虑雾化吸入 ICS 治疗。常用 ICS 如布地奈德混悬液，其用法为 2.0mg，每天 2~3 次。

（2）支气管舒张剂　有研究显示，支气管舒张剂可以减轻咳嗽症状。

（二）临床案例

1. 病例摘要

（1）现病史　患者倪某，男，59 岁，因"咳嗽咳痰 2 个月，加重半月余"入院。患者 2 个月前无明显诱因出现咳嗽、咽痒、咳白痰，有时干咳，多次测体温均在正常范围，未予重视，自行服用"甘草合剂、蓝芩口服液、盐酸氨溴索"后有所好转，但症状未见明显改善。半月前起自觉咳嗽加重，刺激性干咳阵作，夜间尤甚，咳少量白痰，无畏寒、寒战，无腹痛、腹泻，无尿频、尿急，无四肢关节疼痛。

（2）既往史　既往体健。否认肝炎、结核等急、慢性传染病史，无手术外伤及食物、药物过敏史。

（3）入院查体　生命体征：T 36.7℃，P 80 次/分，R 19 次/分，BP 110/60mmHg。发育正常，营养中等，神志清，精神差，外鼻腔可见少量清亮分泌物，胸廓对称无畸形，双侧呼吸动度、语音震颤一致，双肺叩诊呈清音，未闻及干湿性啰音。

（4）辅助检查　查白细胞计数均在正常范围，胸片示无明显异常，无感染灶，心电图检查正常。

2. 初步诊断及诊断依据

（1）初步诊断　感染后咳嗽。

（2）诊断依据　①感冒症状消失后持续咳嗽，刺激性干咳阵作；②无慢性呼吸系统疾病的既往史；③胸片示无明显异常，无感染灶。

3. 诊疗计划

（1）进一步完善相关检查。

（2）对症治疗为主。

（3）雾化吸入治疗：给予布地奈德 2.0mg，bid。

七、呼吸机相关性肺炎

呼吸机相关性肺炎 (ventilator associated pneumonia，VAP) 是指气管插管或气管切开患者接受机械通气超过 48h 发生的肺炎，包括拔管后 48h 内出现的肺炎。早发 (在机械通气时间≤4d 内发生) 的 VAP 主要由对大部分抗菌药物敏感的病原菌 (如甲氧西林敏感的金黄色葡萄球菌、肺炎球菌) 引起，晚发 (在机械通气时间≥5d 后发生) 的 VAP 主要由多重耐药菌和泛耐药菌 (如铜绿假单胞菌、鲍曼不动杆菌、耐甲氧西林金黄色葡萄球菌等) 引起。

(一) 常用雾化吸入抗菌药物推荐

研究报道对于铜绿假单胞菌感染的 VAP，雾化妥布霉素或阿米卡星可提高患者治愈率，减少机械通气时间。对鲍曼不动杆菌感染的 VAP，静脉联合雾化多黏菌素可获得较好的疗效。尽管雾化抗菌药物可能有一定的临床治疗效果，但也有荟萃分析报道雾化抗菌药物在微生物清除率、机械通气时间、住 ICU 时间和病死率等方面与未使用雾化抗菌药物比较差异均无统计学意义。因此，对 VAP 的雾化抗菌药物治疗还需进行进一步的临床研究，目前尚不能作为常规治疗方法予以推荐。

(二) 临床案例

1. 病例摘要

王某，男，生后 1h，主因：呼吸费力伴呻吟 1h，于 18:30 由妇幼保健院转入，转入时患儿呼吸困难，呻吟，颜面口周青紫，全身皮肤胎粪污染，立即给予清理呼吸道，吸出大量黄绿色黏液，携氧外出行 X 线片检查，胸片示肺部有新的浸润性病变。10min 后返回病区，置辐射台保暖，台温 37.0℃，患儿体温 39.0℃，立即给予 CPAP 通气，氧浓度 100%，继续给予清理呼吸道，吸出大量黄绿色黏液，血氧饱和度继续上升，遵医嘱留置胃管，温开水洗胃至清，给予预防出血、抗感染、补液等对症治疗。于 20:40 行气管插管术，气管内注入牛肺表面活性物质 70mg，术程顺利，接呼吸机辅助呼吸，模式 SIMV，参数氧浓度 45％，加强吸痰，严密监测患儿生命体征及病情变化。

2. 初步诊断及诊断依据

（1）初步诊断　呼吸机相关性肺炎。

（2）诊断依据　①与机械通气前胸片比较出现肺内浸润阴影或显示新的炎性病变；②体温＞38.5℃；③呼吸道出现大量黄绿色黏液。

3. 诊疗计划

（1）继续完善各项检查，如三大常规，心电图等。

（2）早期抗感染、补液等对症治疗。

第二节　耳鼻咽喉头颈外科疾病

一、耳鼻咽喉头颈外科相关疾病

（一）咽喉部急性炎症

1. 急性会厌炎

急性会厌炎是耳鼻咽喉科急诊常见的危险重症。急性会厌炎起病突然，进展迅速，非常容易造成急性上呼吸道梗阻。如果处理及时，方法得当，多数能够治疗痊愈，但是因急性会厌炎而导致死亡的病例却屡见不鲜。急性会厌炎起病后可发展迅速，治疗上应首先全身应用足量抗生素及糖皮质激素进行抗感染及抗炎治疗。另外，雾化吸入疗法在急性会厌炎的治疗中也有较为重要的作用。雾化吸入可以起到有效减轻局部黏膜充血水肿、抑制黏液高分泌、缓解咽喉肿痛和稀化黏液的作用。

急性会厌炎可用的雾化吸入药物为：ICS、N-乙酰半胱氨酸等。ICS雾化治疗用药后1~2h即可起效。对于没有呼吸困难症状的急性会厌炎患者，可给予雾化吸入布地奈德混悬液1~2mg，2次/d。儿童起始剂量可为1~2mg，此后每1mg/12h雾化吸入，也有研究采用2mg/次，此后每12h雾化一次，最多不超过4次/d。对于病情进展迅速，出现不同程度的呼吸困难时，布地奈德用量可增加至3~4mg，每半小时重复一次，重复2~3次，若呼吸困难不能缓解，应密切监测患者生命体征，必要时做气管切开。N-乙酰半胱氨酸可降低痰的黏滞性，并使之液化而易于排出。急性会厌炎患者如有喉内分泌物或痰液黏稠时，可雾化吸入N-乙酰半胱氨酸0.3g，1次/d或2次/d，疗程5~10d。

2. 急性喉炎

（1）小儿急性喉炎　急性喉炎是声门区为主的喉黏膜的急性卡他性炎症，儿童常累及声门下区黏膜和黏膜下组织。好发于6个月~3岁小儿，多由病毒感染引起，可继发细菌感染。与成人相比，小儿急性喉炎更容易发生喉梗阻且进展迅速。治疗包括局部对症及病因治疗（抗生素或抗病毒治疗），如有重度喉梗阻，药物治疗无好转，则应及时行气管插管及/或气管切开术。雾化吸入作为辅助治疗，可使药物直接作用于气道黏膜，可显著减轻喉部水肿和炎症，解除气道痉挛、稀释痰液、改善通气。雾化吸入的具体方法：糖皮质激素，如布地奈德混悬液1mg/2mL；儿童0.5~1mg/次，2次/d；疗程视病情情况逐渐减量，整个雾化吸入治疗时间建议不超过10d。

（2）成人急性喉炎　急性喉炎可单独发生，也可继发于急性鼻炎和急性咽炎。病毒或细菌感染是急性喉炎的主要病因，发声不当或用声过度、吸入有害气体或过多粉尘也可引起急性喉炎。声嘶是急性喉炎的主要症状，多突然发病，严重时完全失声；常有咳嗽，初为干咳，后期分泌物增多；可伴喉部疼痛及异物感等；全身症状轻。成人急性喉炎以发音休息为最主要的治疗，喉黏膜充血肿胀显著者可加用糖皮质激素雾化吸入治疗。临床上常雾化吸入布地奈德混悬液 1～2mg/次，1～2 次/d，疗程 7～10d。痰多、痰液黏稠患者可给予祛痰治疗，推荐雾化吸入 N-乙酰半胱氨酸溶液 0.3g/次，2 次/d，疗程 5～10d。同时，保持室内空气流通，多饮水。

3. 急性喉气管支气管炎

（1）小儿急性喉气管支气管炎　是喉、气管、支气管黏膜弥漫性炎症，多发生于 5 岁以下儿童，2 岁左右更为多见，病理变化可分为急性阻塞性喉气管支气管炎和急性纤维蛋白性喉气管支气管炎。临床表现为急性喉炎和气管支气管炎的症状和体征。肺部体征是急性喉气管支气管炎鉴别小儿急性喉炎的要点。本病的治疗包括对症和病因治疗以及全身支持治疗。有明显喉梗阻症状、下呼吸道分泌物不易咳出者，及早行气管插管和/或气管切开术。雾化吸入的具体方法：①糖皮质激素。如吸入用布地奈德混悬液（1mg/2mL）；儿童用法用量为 0.5～1mg/次，2 次/d。②黏液溶解剂。主要为 N-乙酰半胱氨酸 0.3g/3mL；儿童用法用量为 0.3g/次，1～2 次/d；疗程视病情情况逐渐减量，整个雾化吸入治疗时间建议一般不超过 10d。③合并喘息症状及支气管痉挛的患儿可酌情加用短效抗胆碱能药物如异丙托溴铵，β_2 受体激动剂如沙丁胺醇、特布他林。

（2）成人急性喉气管支气管炎　急性喉气管支气管炎是发生在无慢性肺部疾病患者的一种急性病症，起病前常有上呼吸道症状，治疗包括：①休息，保暖，多饮水；②对症治疗，如镇咳、祛痰及解痉等。可给予雾化吸入糖皮质激素和支气管舒张剂抗炎解痉治疗，常用雾化吸入布地奈德 2mg 联合特布他林 5mg/次，2～3 次/d，吸入直至症状缓解。可同时给予雾化吸入祛痰剂，降低痰液黏度，使痰容易咳出，常用雾化吸入 N-乙酰半胱氨酸 0.3mg/次，1～2 次/d，5～10d。

4. 急性咽炎

急性咽炎是咽部黏膜、黏膜下组织及其淋巴组织的急性炎症，常为上呼吸道感染的一部分。此病可单独发生，亦可继发于急性鼻炎。常见原因包括病毒或细菌感染、理化因素等。一般起病较急，初起时咽部干燥、灼热、有粗糙感，继之有明显咽痛，空咽时咽痛更加明显，疼痛可放射到耳部，严重影响患者的生活质量。全身症状一般较轻。治疗以局部对症治疗以及病因治疗为主。雾化吸入 ICS 治疗急性咽炎目前仍为临床经验性使用。雾化吸入的方法：推荐雾化吸入布地奈德混悬液 1～2mg/次，伴较多黏痰的患者可联合雾化 N-乙酰半胱氨酸 0.3g/次，1～2 次/d，每次雾化吸入 20min，症状缓解后停药，疗程一般不超过 7d。

（二）咽喉部慢性炎症

咽喉部慢性炎症是指咽喉黏膜、黏膜下组织及淋巴组织发生的慢性弥漫性炎症。咽喉部慢性炎症临床常见，病程较长，但病因复杂。用糖皮质激素雾化治疗咽喉部慢性炎症缺少文献支持，国外文献很少，国内有多篇文章，但是杂志的质量及文章的科学性都不是很高。相反，有研究报道长时间的糖皮质激素雾化可能带来咽喉部副作用，如感染、声带黏膜波异常等。故不推荐糖皮质激素雾化治疗咽喉部慢性炎症。建议采用生理盐水、祛痰剂、碳酸氢钠溶液等雾化吸入对症治疗咽喉部慢性炎症。

（三）喉部损伤及水肿

导致喉水肿常见的理化因素包括机械性损伤、放射性损伤、化学性损伤、烫伤、冷冻伤等。患者有明确的各种理化因素损伤史，发病急，出现喉喘鸣、声嘶、呼吸困难，甚至窒息。治疗时首先去除病因，如有喉腔或喉咽异物时，应及时取出异物；化学性损伤时首先脱离毒性环境，清洗皮肤及黏膜；烫伤时，用高渗盐水减轻水肿或穿刺取液。密切监测患者生命体征、精神状态、氧分压、血氧饱和度等变化情况。同时予以预防感染及全身激素治疗联合雾化 ICS，缓解喉部充血水肿，增大通气量。推荐雾化吸入布地奈德 2mg/次联合特布他林 5mg/次，前 1h 每 20min 雾化 1 次，症状明显缓解后改为 2 次/d，连用 7d 或至症状缓解。伴有较多气道分泌物的患者，可联用雾化吸入 N-乙酰半胱氨酸 0.3g/次，1~2 次/d，5~10d。对于气管插管导致的喉水肿，拔管前后给予 ICS 可显著降低拔管后喉水肿发生风险，推荐拔管前 0.5~1h 和拔管后给予雾化吸入布地奈德混悬液 0.5~2.0mg/次，拔管后每 12h 1 次，连续 2d。

（四）咽喉部手术后

如腺样体切除术、扁桃体切除术、喉部手术（肿瘤除外）、鼻窦炎鼻息肉手术、全身麻醉手术因麻醉气管插管导致的喉水肿。主要的咽喉部手术有扁桃体切除术或腺样体切除术。由于咽部神经分布密集，手术后局部的水肿和炎症反应通常使患者非常疼痛。术后雾化吸入布地奈德混悬液，1.0~2.0mg/次，2 次/d，可大大减轻局部的炎症及水肿，改善疼痛。

（五）耳鼻咽喉慢性炎症性疾病

如慢性鼻窦炎、慢性鼻炎、腺样体肥大、咽喉部炎症性及水肿性病变等。雾化吸入 ICS 进行局部抗炎及减轻水肿。

（六）上-下气道炎症重叠常见疾病

如变应性鼻炎-哮喘综合征、阿司匹林不耐受三联征、上气道咳嗽综合征、咽喉反流病等。其中阿司匹林不耐受三联征包括：阿司匹林特异反应性、鼻息肉和哮喘，是比较常见的上-下气道炎症的综合征，患者鼻息肉术后的高复发是非常棘手的问题。其治疗方案包括：①长期规范治疗哮喘。②鼻内镜下手术开放鼻窦及息肉切除，术后长期治疗是达到控制鼻息肉复发和气道炎症的关键。③术后治疗包括长期生理盐水冲洗鼻腔加鼻喷糖皮质激素；对持续鼻窦黏膜水肿和息肉的患者，可以较长时间经鼻吸入布地奈德混悬液，推荐 1.0~2.0mg/d。

二、临床病例

1. 病例摘要

（1）现病史　患儿，男，5岁，于3天前无明显诱因出现发热、鼻塞、流涕、喷嚏、声嘶、声音粗涩、低沉、沙哑逐渐加重，伴有犬吠样咳嗽，夜间症状常见加重。不规则热，体温38.8℃，无寒战，无抽搐，无呕吐、腹痛，无呻吟。烦躁不安、鼻翼煽动、呼吸困难，无出冷汗。无乏力、消瘦。伴有吞咽时咽部疼痛。给予口服药治疗，具体情况不详，上述症状无缓解。发病以来精神、饮食欠佳，大小便如常，体重无明显变化。

（2）既往史　否认结核、肝炎等传染病史，否认药物过敏史，否认输血史，否认遗传病史。

（3）入院查体　T 38.9℃，P 138次/分，R 34次/分，BP 72/54mmHg，体重8.5kg。发育正常，营养中等，神志清楚，精神差。声音粗涩、低沉、沙哑，全身表浅淋巴结不肿大。咽充血、扁桃体Ⅰ度肿大，颈软，无抵抗。双肺呼吸音粗，未闻及啰音。心音略低、有力，节律齐，各瓣膜听诊区未闻及杂音。腹平软，无压痛及无肌紧张，未触及肿块，肝脾未触及，膀胱未触及。全身未见皮疹，肢端不发绀，四肢肢端暖。NS(－)。

（4）辅助检查　血常规：Hb 110g/L，RBC 4.0×10^{12}/L，WBC 12.0×10^9/L，X线胸片：双肺野中下部小斑片状模糊阴影，右肺为主，心脏未见明显异常。

2. 初步诊断

急性喉炎。

3. 诊疗计划

① 给予抗感染、抗炎、解痉、吸氧、激素治疗。

② 雾化吸入要求在1h内症状缓解，否则全身激素大剂量冲击治疗。

③ 雾化吸入：鱼金注射液 1~2mL＋异丙肾上腺素雾化 1mg（年龄小于 1 岁每次 0.5mg，大于 1 岁每次 1mg）＋地塞米松 0.3~0.6mg/kg。以上雾化每日 2 次。雾化后吸氧 30min。

第三节　传染性疾病

一、呼吸道传染病

呼吸道传染病是指病原体从人体的鼻腔、咽喉、气管和支气管等呼吸道感染侵入而引起的有传染性的疾病，其高发季节为冬春季，主要经飞沫传播，也可通过直接密切接触或间接接触传播。常见的呼吸道传染病有流行性感冒、麻疹、水痘、肺结核等，儿童、老年人、体弱者、营养不良或慢性疾病患者、过度劳累者、精神高度紧张者等人群容易患该病。临床表现为发热、全身酸痛、乏力、咳嗽等。药物通过雾化吸入直接进入气管、支气管、毛细支气管、肺泡，到达肺循环，浓度明显高于血浆内浓度，起效直接、迅速，对常规治疗不足进行弥补，使药物到达病灶，提升局部杀菌浓度，提升治疗效果；同时，超声雾化吸入治疗可减少大剂量给药，以减少和避免不良反应，对剧烈咳嗽起着舒缓作用；而且，雾化吸入避免了打针、输液等肌内注射的疼痛感，对儿童进行治疗时，能得到更好的配合。呼吸道传染病患病率增加的趋势也逐渐使家庭雾化成为一种趋势，患者若在家做雾化，也避免了疾病传染的可能，且携带和使用都很方便。雾化吸入治疗使药物直接作用于呼吸道黏膜，具有靶向性强、安全性好、操作简便的优点。同时，也因在治疗呼吸道传染病时，有些患者合并或并发其他呼吸系统疾病需行雾化治疗，而产生气溶胶污染室内空气，从而导致医患之间以及患患之间的交叉感染。

2019 年底全球陆续出现由 2019 新型冠状病毒（2019-nCoV）感

染导致的新型冠状病毒肺炎（COVID-19），简称新冠肺炎。新冠肺炎主要通过飞沫传播，还应注意粪便及尿液对环境污染造成的气溶胶或接触传播，面对此类呼吸道传染病的传播方式，增加了对此类传染病患者的治疗难度，也提高了其他住院患者的住院风险。

1. 普通呼吸道系统疾病在呼吸道传染病大流行期间的雾化吸入治疗

① 雾化药物储存装置、呼吸管路、雾化面罩等设备应该专人专用，使用一次性耗材。

② 因病情必须行雾化治疗的住院患者，雾化前半小时病室进行通风消毒，还可通过戴隔离面罩和隔离头盔进行雾化。

2. 新冠肺炎患者的雾化吸入治疗

在对新冠肺炎患者实施雾化吸入治疗时，应遵循以下原则。

① 应选用雾化专用剂型进行雾化。

② 在选用雾化药物时，关注各种雾化药物的不良反应，尤其是药物对孕期和哺乳期妇女，幼儿和儿童，老年患者，重症以及特殊患者的影响。

③ 雾化药物储存装置、呼吸管路、雾化面罩等设备应该专人专用，使用一次性耗材。

④ 医务人员在对新冠肺炎患者进行雾化时，应注意严密的个人防护措施。

⑤ 首选定量吸入器（metered-dose inhaler，MDI）结合储雾罐（也可用 MDI 接头和延长管代替）方式。

⑥ 有创机械通气患者常用的雾化方式为 MDI 和小容量雾化器（small volume nebulizer，SVN），亦首选 MDI。有创通气患者采用 MDI 装置进行雾化时，应取下 MDI 储药罐连接专门的适配器，首选腔式适配器。

⑦ 机械通气患者如果采用 SVN 形式，应选用配备雾化功能的呼吸机进行雾化，以减少雾化过程呼气相的药物损耗，及医护人员的二

次暴露。

⑧ 有创机械通气患者呼出气体推荐在呼吸机环路呼气肢加用带吸附功能的过滤器过滤，避免患者呼出的气体造成医务人员的暴露以及对传感器的损害，可以达到一定的保护作用；雾化治疗结束后及时拆除过滤器，呼气阻力增加时需及时更换。

⑨ 气道开放（氧疗、无创通气等无人工气道）患者呼出的气体直接扩散到空气中，接触的人员处于病毒暴露的环境中，较气道密闭患者风险更高。

3. 疑似或确诊新冠肺炎呼吸衰竭患者雾化方式的选择

治疗疑似或确诊新冠肺炎患者，避免使用射流雾化等气雾式治疗，可以使用 DPI，或者 MDI＋储雾罐。MDI 对呼吸机内部配件影响小，二次暴露和疾病传播的风险更小，同时 MDI＋储雾罐的效果优于 SVN。故新型冠状病毒感染的机械通气患者的雾化应首选 MDI。但 MDI 剂型单一，部分药物没有 MDI 剂型，此时需要选择 SVN 方式进行雾化。

（1）普通氧疗　这类患者在选择雾化方式时应首先考虑在实施雾化吸入治疗时容易造成操作者及旁观者的气溶胶二次暴露，增加感染的风险。尽量不选择 SVN 这类容易造成气溶胶逸出的雾化方式，而是首选 pMDI＋储雾罐和 DPI 等由呼吸驱动的雾化装置，在吸气完成后戴上口罩或过滤装置再呼气。如果有条件，建议在单间的负压病房实施雾化治疗。

（2）无创通气/无创正压通气　雾化装置的选择同样应考虑到气溶胶二次暴露的问题，首选 pMDI 接储雾罐或者环路连接管进行治疗。为减少气溶胶二次暴露，建议雾化时在呼气阀与面罩（或鼻罩或头盔）之间连接病毒/细菌过滤器。将 pMDI 的储雾罐置于呼气阀与面罩之间，可提高气溶胶输送效率。无创通气时雾化吸入效率不及普通患者自主吸入，应适当增加吸入药物的剂量，同时缩短雾化吸入间隔时间，增加治疗次数。

（3）首选 MDI＋储雾罐进行沙丁胺醇和异丙托溴铵吸入治疗。

如果患者需要行滴剂药物，如布地奈德、抗生素、抗病毒药物等雾化吸入，首选带雾化吸入功能的呼吸机。如果外接雾化器，建议首选振动筛孔雾化器，以避免额外气流对患者通气的影响。①有创通气属于全密闭式通气，分为吸气肢或呼气肢。MDI＋储雾罐或筛孔雾化等不影响气流的 SVN 以及带雾化吸入功能的呼吸机作为有创通气雾化吸入治疗方式的首要选择。②如果采用 MDI 进行雾化，则对呼吸机无特殊要求。如果采用 SVN 雾化形式，应选用配备雾化功能的呼吸机进行雾化，通过吸气触发同步输出分侧气流到小容量雾化器产生气溶胶，以减少雾化过程呼气相的药物损耗及其余人员的二次暴露。③额外的气流可能导致呼吸机送气氧浓度的改变，同时也会对潮气量和压力的监测产生一定影响。④有创通气送气的高流量可产生涡流，涡流中的气溶胶很容易发生碰撞而形成较大的液滴，无法进入到下呼吸道。因此，雾化吸入时宜设置低流量和方波送气，以及较长的吸气时间，有利于气溶胶在肺内的沉积。⑤有创通气进行雾化吸入时，建议将雾化器置于加热湿化器出气口处，在呼气端连接过滤器以吸附气溶胶，避免损坏呼吸机内部精密部件；过滤器需定期检测或更换。

不同雾化吸入治疗方式/不同患者的操作流程见图 2-1～图 2-3。

4. 对呼吸道传染病患者实施雾化吸入治疗时的注意事项

① 除了雾化治疗时的隔离防护措施，对于呼吸道传染病还需注意：医疗机构应当加强医务人员对呼吸道传染病的培训，做到早发现、早诊断、早报告、早隔离、早治疗。

② 指定医疗机构应在易于隔离的地方设立相对独立的发热门（急）诊、隔离留观室，定点收治呼吸道传染病患者的医疗机构应当设立专门病区。

③ 医疗机构应当根据呼吸道传染病的流行病学特点，针对传染源、传播途径和易感人群这三个环节，制定相应的工作制度，建立并落实岗位责任制。

④ 医疗机构应当重视和加强消毒隔离和防护工作，采取切实可行的措施，确保消毒隔离和个人防护等措施落实到位，保证工作

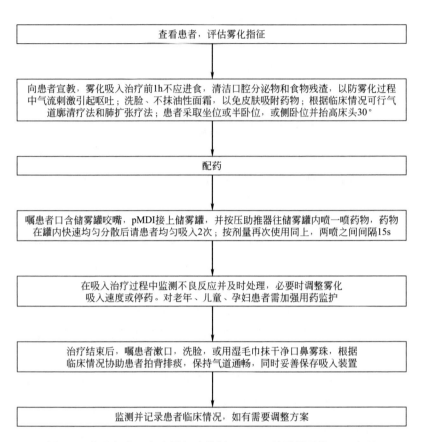

查看患者，评估雾化指征

| 向患者宣教，雾化吸入治疗前1h不应进食，清洁口腔分泌物和食物残渣，以防雾化过程中气流刺激引起呕吐；洗脸、不抹油性面霜，以免皮肤吸附药物；根据临床情况可行气道廓清疗法和肺扩张疗法；患者采取坐位或半卧位，或侧卧位并抬高床头30° |

| 配药 |

| 嘱患者口含储雾罐咬嘴，pMDI接上储雾罐，并按压助推器往储雾罐内喷一喷药物，药物在罐内快速均匀分散后请患者均匀吸入2次；按剂量再次使用同上，两喷之间间隔15s |

| 在吸入治疗过程中监测不良反应并及时处理，必要时调整雾化吸入速度或停药。对老年、儿童、孕妇患者需加强用药监护 |

| 治疗结束后，嘱患者漱口，洗脸，或用湿毛巾抹干净口鼻雾珠，根据临床情况协助患者拍背排痰，保持气道通畅，同时妥善保存吸入装置 |

| 监测并记录患者临床情况，如有需要调整方案 |

图 2-1　普通氧疗、高流量氧疗使用 pMDI＋储雾罐雾化吸入流程

效果。

二、传染性单核细胞增多症

传染性单核细胞增多症（infectious mononucleosis，IM）由 EB 病毒感染而来，是以急性单核巨噬细胞系统增生为主要特点的传染性疾病，患者可出现发热、咽峡炎、肝脾大等症状，属于儿科常见疾病。研究中一般使用或联合干扰素、更昔洛韦等抗病毒药物雾化吸入，结果显示相较于常规治疗方式，联合或使用雾化吸入的临床疗效更优，甚至可以降低病毒的持续性感染概率，副作用小，具有无创性

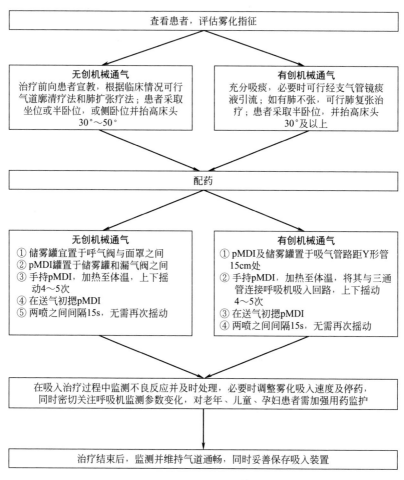

图 2-2　有创、无创机械通气使用 pMDI＋储雾罐雾化吸入流程

优点，安全易接受，是值得临床借鉴的又一新途径。

三、婴幼儿手足口病

手足口病（hand-foot-mouth disease，HFMD）是由肠道病毒感染引起的以手、足皮肤及口腔黏膜疱疹为主要症状的传染性疾病。《手足口病诊疗指南（2018 版）》该指南关于手足口病的病因治疗

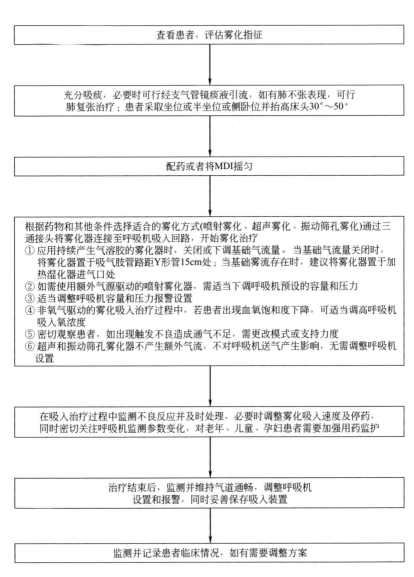

查看患者，评估雾化指征

充分吸痰，必要时可行经支气管镜痰液引流，如有肺不张表现，可行
肺复张治疗；患者采取坐位或半坐位或侧卧位并抬高床头30°～50°

配药或者将MDI摇匀

根据药物和其他条件选择适合的雾化方式(喷射雾化、超声雾化、振动筛孔雾化)通过三
通接头将雾化器连接至呼吸机吸入回路，开始雾化治疗
① 应用持续产生气溶胶的雾化器时，关闭或下调基础气流量。当基础气流量关闭时，
   将雾化器置于吸气肢管路距Y形管15cm处；当基础雾流存在时，建议将雾化器置于加
   热湿化器进气口处
② 如需使用额外气源驱动的喷射雾化器，需适当下调呼吸机预设的容量和压力
③ 适当调整呼吸机容量和压力报警设置
④ 非氧气驱动的雾化吸入治疗过程中，若患者出现血氧饱和度下降，可适当调高呼吸机
   吸入氧浓度
⑤ 密切观察患者，如出现触发不良造成通气不足，需更改模式或支持力度
⑥ 超声和振动筛孔雾化器不产生额外气流，不对呼吸机送气产生影响，无需调整呼吸机
   设置

在吸入治疗过程中监测不良反应并及时处理，必要时调整雾化吸入速度及停药，
同时密切关注呼吸机监测参数变化，对老年、儿童、孕妇患者需要加强用药监护

治疗结束后，监测并维持气道通畅，调整呼吸机
设置和报警，同时妥善保存吸入装置

监测并记录患者临床情况，如有需要调整方案

图 2-3　有创机械通气使用小容量雾化器雾化吸入流程

（抗病毒治疗）部分指出，IFN-α 喷雾或雾化、利巴韦林静脉滴注早
期使用可有一定疗效。通过雾化吸入抗病毒药物直达病毒感染的咽峡
部，在最短的时间内产生抗病毒效应和免疫调节功能，且雾化吸入与

局部外用相比，作用时间很长，生物利用度更高，抗炎效果更持久，雾化的无创性和便利性对婴幼儿而言配合治疗效果更佳，易被家长及患儿接受，值得在临床广泛应用。

四、口腔念珠菌病

口腔念珠菌病是真菌-念珠菌感染所引起的口腔黏膜病，治疗周期一般大于 14d。雾化吸入的方式给药后，药液以微粒的形式直接作用于口腔及呼吸道黏膜，其作用范围集中、浓度大、效果快，可有效防止口腔念珠菌的过度生长，而且给药方便、安全，大大降低了药物的不良反应，值得推广应用，目前雾化吸入抗真菌药物仍未广泛应用于临床。

第四节　儿科雾化吸入

雾化吸入疗法可用于治疗儿童呼吸系统疾病，如肺炎、气管炎、急慢性咽炎、支气管哮喘及小儿久咳痰多、咽喉肿痛等相关的呼吸系统疾病，因其无痛苦，药物毒副作用低，治疗时间短、见效快，使用方便，不需要患儿刻意配合治疗，适用于任何年龄儿童。同时，雾化吸入疗法，其剂量可灵活调节，疗效确切，使其在儿童，特别是年幼儿、危重儿童呼吸系统疾病的治疗中得到广泛应用。

一、小儿雾化吸入方式

常见的雾化器包括小容量雾化器（SVN）、压力定量吸入器和干粉吸入器。SVN 是临床常用的雾化装置，主要用于危重监护室（ICU）和急诊室，也特别适用于婴幼儿。目前主要的小容量雾化吸入装置有射流雾化器、超声雾化器和振动筛孔雾化器三种，三者之间各有优缺点，其中在临床上射流雾化器更为常用。射流雾化器和超声雾化器特点比较见表 2-1。

表 2-1　射流雾化器和超声雾化器的特点比较

射流雾化器	超声雾化器
雾化容积小,用药量少,浓度高	雾化容积大(>20mL),用药量大,浓度低
能雾化各种药物(包括糖皮质激素)	有些药物可被超声波加热破坏(糖皮质激素、蛋白类)
药物颗粒大小选择性强,所提供的雾粒直径较小($2\sim4\mu m$)	药物颗粒选择性差,所提供的雾粒直径较大($3.7\sim10.5\mu m$)
气道阻力影响小	气雾密度高,增加气道阻力
雾量较小	雾量大

二、儿科雾化吸入的适应证

(一) 支气管哮喘

1. 急性发作期的快速缓解治疗

(1) 急性发作期的治疗原则　哮喘急性发作可危及生命。哮喘急性发作的治疗取决于患儿病情的严重程度以及对治疗的反应。哮喘急性发作时应当快速缓解气流受限,首先吸入速效 β_2 受体激动剂,同时可使用 ICS 缓解气道炎症。在非危及生命的哮喘急性发作时,速效支气管舒张剂与高剂量 ICS 雾化吸入联用可作为急性发作起始治疗的选择,也能替代或部分替代全身性糖皮质激素治疗,以减少不良反应。如起始治疗后症状未得到明显缓解或病情加重危及生命,应尽早应用全身性糖皮质激素治疗。急性发作期治疗时,应当密切观察患者的反应及治疗效果,及时根据患儿的病情变化调整用药。

(2) 急性发作期的用药　患儿有明显呼吸困难和血氧饱和度低于 92％时,应当立即给予氧气吸入或以氧气为驱动力做雾化吸入治疗。轻中度哮喘急性发作时,在吸入速效 β_2 受体激动剂的基础上联用高剂量雾化吸入布地奈德混悬液 (1mg/次) 作为起始治疗,2 次/d,或 $4\sim6h$ 重复给药 1 次,根据患儿病情恢复调整间隔时间,维持治疗

7~10d。对于部分中度急性发作患儿起始治疗后反应不佳者和重度哮喘急性发作，在第1~2h起始治疗中，吸入速效支气管舒张剂同时联用高剂量雾化吸入布地奈德（1mg/次，每30min雾化吸入1次，连用3次）能显著改善患儿肺功能，并减少住院治疗时间和口服激素的使用。对于危及生命的重度哮喘急性发作，在使用速效支气管舒张剂和全身性糖皮质激素的初始治疗基础上，联合高剂量雾化吸入布地奈德（1mg/次，2次/d），可缩短患儿的住院时间。

2. 慢性持续期的长期控制治疗

（1）长期控制治疗的原则　哮喘管理是一个长期、持续、规范、个体化的过程。《儿童支气管哮喘诊断与防治指南（2016年版）》指出：哮喘控制治疗应尽早开始，这对于取得最佳疗效至关重要。在儿童哮喘的长期治疗方案中，除每日规律地使用控制治疗药物外，还应根据病情按需使用缓解药物。

（2）慢性持续期的用药　ICS是目前首选的哮喘长期控制药物。可选用雾化吸入布地奈德混悬液作为长期控制治疗，可用0.5~1.0mg/次，2次/d作为起始治疗。1~3个月后进行评估，如控制不良应考虑升级治疗，如起始剂量为0.5mg/次，2次/d的患儿可将剂量上调至1mg/次，2次/d；而起始剂量为1mg/次，2次/d的患儿建议加用其他控制药物进行联合治疗，必要时可根据患儿的年龄增长以及吸入装置的配合度调整剂量，每4~6周应再次评估以指导方案的调整直至达到哮喘控制，并维持每3个月1次评估。哮喘达到控制并维持至少3个月可考虑降级治疗。

3. 临床缓解期的处理

（1）为了巩固患儿的临床治疗效果，维持病情长期稳定，提高患儿的生命质量，应当重视和加强患儿临床缓解期的处理。鼓励患儿坚持每日定时测量PEF、监测病情变化、记录哮喘日记。注意有无哮喘发作先兆，如咳嗽、气促、胸闷等，一旦出现应及时使用应急药物以减轻哮喘发作症状。

（2）坚持规范治疗　病情缓解后应继续使用长期控制药物规范治疗，定期评估哮喘控制水平，适时调整治疗方案，直至停药观察。

（3）根据患儿具体情况，包括了解诱因和以往发作规律，与患儿及家长共同研究，提出并采取一切必要的切实可行的预防措施，包括避免接触变应原、防止哮喘发作、保持病情长期控制和稳定。

（4）控制治疗的剂量调整和疗程　单用中高剂量 ICS 者，尝试在达到并维持哮喘控制 3 个月后剂量减少 25%～50%。单用低剂量 ICS 能达到控制时，可改用每日 1 次给药。联合使用 ICS 和 LABA 者，先减少 ICS 约 50%，直至达到低剂量 ICS 才考虑停用 LABA。FeNO、气道高反应性（AHR）监测等气道炎症和功能评估、对儿童哮喘药物调整和停药评估、分析治疗效果有一定帮助。应选择合适的时机调整控制药物的剂量和疗程，避免在气候变化、呼吸道感染、旅行等情况下进行。

（二）喘息相关性呼吸系统疾病

1. 毛细支气管炎

（1）毛细支气管炎即急性感染性细支气管炎，主要发生于 2 岁以下的婴幼儿，峰值发病年龄为 2～6 月龄。1 岁以内第 1 次主要由病毒感染引起的喘息最易被诊断为毛细支气管炎。气道上皮细胞、炎症细胞及其相关炎症因子分泌是引起气道炎症反应和气道高反应的主要机制。发作以流涕、咳嗽、阵发性喘息、气促、胸壁吸气性凹陷（三凹征）、听诊呼气相延长、可闻及哮鸣音及细湿啰音为主要临床表现。最常见的病因是病毒感染，尤其是呼吸道合胞病毒（respiratory syncytial virus，RSV）感染。＜6 月龄以及有先天性心脏病、免疫缺陷、营养不良等因素的高危婴儿有较高的病死率。

（2）毛细支气管炎的治疗　①布地奈德混悬液（1mg/次）和支气管舒张剂［短效 β_2 受体激动剂（SABA）或/和短效抗胆碱能药物（SAMA）］联合雾化吸入，雾化吸入对于特应性体质患儿效果可能更好。对于轻度喘息患儿，一般每日 2～3 次，可以有效缓解喘息症状。

对于中-重度喘息患儿，如病情需要，联合雾化吸入可每30min 1次，连续3次，以有效减轻喘息症状，同时可给予全身性糖皮质激素。随病情的不断好转，以及喘息进一步缓解，可给予2次/d，建议门诊治疗继续维持3～5d，住院治疗可以继续维持5～7d。②毛细支气管炎临床症状明显缓解，则可进一步减量治疗，尤其是对于过敏体质及具有家族过敏性疾病的患儿。继续雾化吸入布地奈德混悬液0.5mg/次，2次/d。以后视病情逐渐减量，整个雾化吸入治疗时间建议不少于3周。

2. 哮喘性支气管炎

（1）哮喘性支气管炎指急性气管支气管炎伴有喘息发作，具有与毛细支气管炎相似的炎症性病理改变，主要累及气管、支气管及细支气管。临床以咳嗽、喘息、气促、两肺哮鸣音为主要表现，常可反复发作。早期起病的持续性喘息（指3岁前起病），主要表现为与急性呼吸道病毒感染相关的反复喘息；患儿无明显特应质表现，也无家族过敏性疾病史；喘息症状一般持续至学龄期，部分患儿在12岁时仍有症状。

（2）哮喘性支气管炎的治疗　①哮喘性支气管炎急性发作期的治疗与哮喘急性发作期雾化治疗相似。②哮喘性支气管炎缓解期，不考虑儿童年龄因素，儿童API（哮喘预测指数）阴性患儿，雾化吸入布地奈德混悬液剂量从0.5～1.0mg/d开始，逐渐减量，直至最小有效维持量（布地奈德剂量0.25mg/d），建议疗程为4～8周。对于API阳性的高危儿，需较长时间的布地奈德混悬液雾化吸入，剂量从1mg/d开始逐渐减量，每1～3个月调整一次治疗方案，直至最小有效维持量（布地奈德剂量0.25mg/d）。疗程个体化，酌情给予3、6、9或12个月吸入。

3. 闭塞性细支气管炎

（1）闭塞性细支气管炎（bronchiolitis obliterans，BO）是指小气道损伤后炎症及纤维化引起的慢性气流阻塞的临床综合征，可由多种原因所致。儿童 BO 常由感染引起，理论上任何形式的下气道感染都可引起 BO，最常见的引发 BO 的疾病是急性病毒性毛细支气管炎。儿童多发生在重症呼吸道感染后，表现为反复持续咳嗽、气促、喘息、呼吸困难及活动不耐受。

（2）BO 的治疗　糖皮质激素治疗可抑制气道炎症和纤维化形成，阻止 BO 的发展，同时能减少继发病毒感染和过敏原触发的气道高反应性。病情较重及病程早期常使用全身性糖皮质激素，有研究显示采用静脉激素冲击治疗，后期病情稳定时予 ICS 吸入，可以减少长期口服激素的不良反应。严重 BO 患儿呼吸道阻塞明显，气溶胶吸入困难，则需要加大 ICS 的吸入剂量，同时加用全身性糖皮质激素。布地奈德混悬液（0.5～1.0mg/次，2 次/d）雾化吸入，或采用其他吸入剂型，如定量压力气雾剂、干粉吸入剂等。可与全身性糖皮质激素联合使用，或同时结合其他治疗手段。具体疗程需依据病情变化、定期评估结果而定。

（三）咳嗽相关性呼吸系统疾病

1. 咳嗽变异性哮喘

（1）咳嗽变异性哮喘（CVA）　CVA 是引起我国儿童慢性咳嗽的最常见病因，是哮喘的一种不典型类型。其以咳嗽为唯一或主要表现，不伴喘息和气促等典型哮喘的症状和体征，具有气道高反应性，抗哮喘药物治疗有效。其治疗原则与典型哮喘相同。咳嗽时间越长，进展为典型哮喘的可能性就越大，若不及时干预，54％的患儿会进展为典型哮喘。

（2）CVA 的治疗　CVA 的患儿治疗以吸入糖皮质激素或口服白三烯受体调节剂或两者联合治疗为主，疗程至少 8 周。布地奈德是目前临床上治疗上呼吸道感染疾病的主要药物，主要成分为糖皮质激素，可破坏白三烯和花生四烯酸的合成，从而抑制呼吸道炎症因子，降低气道损伤。对患儿治疗，主要采取雾化吸入方法，保证吸入均匀，降低浓度，符合患儿身体机能发展特点。

2. 感染后咳嗽

（1）感染后咳嗽（PIC） PIC 是儿童慢性咳嗽的常见原因之一，尤其多见于≤5 岁的学龄前儿童。急性呼吸道感染、咳嗽持续时间＞4 周，排除其他慢性咳嗽疾病可考虑 PIC。PIC 的发生可能与气道炎症和气道上皮完整性受到破坏有关，导致气道黏液分泌过多、气道和（或）咳嗽受体高反应性。

（2）PIC 的治疗 长期 ICS 治疗有助于气道上皮细胞功能恢复。雾化吸入布地奈德混悬液治疗 PIC 的推荐剂量为 0.5～1.0mg/次，使用频次依病情而定，疗程 2～3 周，可显著改善咳嗽症状，减少急性复发，改善肺功能和气道高反应性。

3. 嗜酸性粒细胞性支气管炎

（1）嗜酸性粒细胞性支气管炎（EB） EB 主要表现为慢性刺激性咳嗽，干咳或咳少许白色黏液痰，多为白天咳嗽，少数伴有夜间咳嗽。EB 以慢性气道嗜酸性粒细胞性炎症为特征，痰嗜酸性粒细胞＞3%，无气道高反应，炎症范围较局限，炎症程度、氧化应激水平均不同程度低于 CVA 患儿。

（2）EB 的治疗 对口服或吸入糖皮质激素治疗有效，而对支气管舒张剂治疗无效。EB 患儿吸入布地奈德 1mg/次，2 次/d，治疗 4 周后，咳嗽症状明显减轻，痰嗜酸性粒细胞水平大幅下降。继续给予布地奈德雾化溶液 0.5～1.0mg/次，2 次/d，持续时间不少于 8 周。

（四）肺炎支原体肺炎

（1）肺炎支原体肺炎（mycoplasma pneumoniae pneumonia，MPP） 是由肺炎支原体感染引起的肺部炎症。全年均可发病，多为 5～15 岁儿童，咳嗽剧烈，疾病早期肺部体征少，仅少数肺部可闻及细湿啰音及喘鸣音，胸部 X 线改变明显，多为单侧病变，也可见双侧病变，以下叶为多见，有时病灶呈游走性，少数呈大叶性阴影；病程 2～3 周不等，X 线阴影完全消失比症状消退延长 2～3 周之久，偶有延长至

6周者，部分患儿合并胸腔积液或出现肺外并发症。

（2）MPP的治疗　①布地奈德是吸入性糖皮质激素，局部用药可提高局部作用强度，避免全身性糖皮质激素带来的不良反应。布地奈德具有抑制呼吸道炎症反应，减轻呼吸道高反应性，缓解支气管痉挛等作用。②特布他林是一种肾上腺素 β_2 受体激动剂，通过选择性兴奋 β_2 受体扩张支气管。特布他林可增加由于阻塞性肺疾病降低的黏液纤毛清洁功能，从而加速黏液分泌物的清除。③N-乙酰半胱氨酸吸入治疗小儿肺炎支原体肺炎的临床疗效确切，有利于改善患儿细胞免疫功能，可减轻炎性反应，安全性较高，原因可能为 N-乙酰半胱氨酸作为一种新型的黏液溶解剂，经雾化吸入后可加快痰液溶解，N-乙酰半胱氨酸分子中的-SH 可结合氧化基团，促使痰液中糖蛋白多肽链的二硫键断裂，分解黏蛋白，从而使痰液黏滞性降低，有助于痰液的排出。

（五）急性喉气管支气管炎

（1）急性喉气管支气管炎（acute laryngotracheobronchitis）　是指由病毒或细菌感染所致的喉、气管、支气管急性弥漫性炎症。其以喉部及声带下水肿、气管支气管渗出物稠厚成痂以及中毒症状为特征。主要发生于婴幼儿，2岁左右幼儿的发病率最高。临床上表现为声嘶、犬吠样咳嗽和吸气性喉鸣伴呼吸困难。多数急性喉气管支气管炎患儿由病毒感染引起，尤其是副流感病毒Ⅲ型，其他如 RSV、流感病毒、MP 也可引起，且易继发细菌感染，以流感嗜血杆菌为主要病原菌，其他有溶血性链球菌、肺炎球菌及金黄色葡萄球菌等。另外，小儿患麻疹、流感、猩红热等急性传染病时，也易并发本病。婴幼儿气道较狭窄，咳嗽功能不强，免疫力较低，不易排出呼吸道分泌物，能助长感染的蔓延，发生急性喉气管支气管炎。因此，在有气道炎症时，易发生严重的呼吸困难。

（2）急性喉气管支气管炎的治疗　ICS雾化治疗能显著减轻喉部水肿和炎症，有助于缓解病情。系统综述表明，地塞米松和布地奈德吸入均可有效缓解症状，用药后 1～2h 即可起效。雾化吸入布地奈德治疗中重度喉气管支气管炎，与安慰剂相比，能明显减轻症状，减少再就诊和再住院次数。雾化吸入布地奈德混悬液比口服地塞米松的不良反应更小，起效可能更快，更适合急性喉炎患者，但对严重喉梗阻者则应同时联合使用全身性糖皮质激素。

（六）支气管肺发育不良

（1）支气管肺发育不良（bronchopulmonary dysplasia，BPD）是早产儿呼吸窘迫综合征治疗过程中由于支气管、肺损伤而产生的最为常见的肺部慢性疾病。从呼吸窘迫综合征到支气管肺发育不良是逐渐发生的，在支气管肺发育不良早期，存在肺部炎症和渗出，后期则发生肺泡壁破裂和瘢痕。过度充气的病变部位加上气肿，肺部瘢痕和肺不张导致鞋钉样的病理表现和胸部 X 线上囊样过度膨胀的表现。支气管周围肌肉和肺动脉平滑肌的肥大，支气管内皮细胞鳞样化也可发生。婴儿下呼吸道感染的危险性增加，特别是病毒感染。如果并发肺部感染，在出生后第 1 年内可迅速发生肺功能失代偿。如果呼吸系统感染加剧或呼吸窘迫加重，婴儿需要重新入院治疗。支气管肺发育不良的患儿需要使用被动免疫，以抵抗引起下呼吸道感染的呼吸道合胞病毒。单克隆抗体帕利组单抗和呼吸道合胞病毒免疫球蛋白Ⅳ的应用，显示能降低呼吸道合胞病毒肺炎和支气管炎患者的住院率，减少由这种感染导致婴儿住 ICU 的天数和使用呼吸机的天数。在呼吸道合胞病毒的好发季节，对支气管肺发育不良婴儿每月进行免疫接种。

（2）BPD 的治疗　BPD 患儿需要长期的氧疗，并维持血氧饱和度在 $89\%～94\%$ 之间，应用支气管舒张剂可以改善患儿的通气，但对 BPD 患儿存活率、机械通气时间，以及此后的氧气依赖度并无明显影响。对于应用机械通气的早产儿，全身性糖皮质激素和 ICS 可减轻因机械通气所致的气道炎症，防止 BPD 的发生。人胎肺体外实验发现，布地奈德相对于地塞米松有更好的抗炎效果，能快速使全肺的趋化因子基因表达下降。

三、儿童呼吸道疾病的雾化治疗推荐方案和剂量

儿童呼吸道疾病的雾化治疗推荐方案见表 2-2，雾化治疗推荐剂量见表 2-3。

表 2-2　雾化治疗推荐方案

	推荐方案	备注
哮喘急性发作	SABA 吸入性糖皮质激素症状或严重不能缓解时添加 SABA	
毛细支气管炎	3％高渗盐水(哮喘患儿禁用) SABA 症状严重或不能缓解时添加肾上腺素或吸入性糖皮质激素	目前尚无循证依据支持使用 SAMA 治疗毛细支气管炎，但我国有较多的临床应用经验，因此必要时可酌情添加
伴喘息的急性支气管炎/肺炎	黏液溶解剂 SABA	
急性喉气管支气管炎	吸入性糖皮质激素 肾上腺素	重症患者适时全身使用糖皮质激素
支气管肺发育不良	SABA	添加糖皮质激素

表 2-3　雾化治疗推荐剂量

	推荐剂量
布地奈德混悬液	0.5～1mg/次，每日 2 次
氟替卡松混悬液	4～16 岁：1mg/次，每日 2 次
硫酸沙丁胺醇	2.5～5mg/次，每日 3～4 次
硫酸特布他林	初始治疗可按需用药，不必定时用药 体重＞20kg：5mg/次；体重≤20kg：2.5mg/次
异丙托溴铵	6～12 岁：250μg/次，重症可增加 500μg/次；＜6 岁：250μg/次
肾上腺素(1∶1000)	＜2 岁：1.5mg/次，每日 2～3 次
高渗盐水(浓度为 3％)	＜2 岁：2～4mL/次，每日 3～4 次
乙酰半胱氨酸雾化溶液	每次 3mL，每日 1～2 次

四、小儿雾化吸入注意事项

① 雾化治疗前向家长及患儿做好解释，取得家长的配合。并且

排除痰液阻塞和肺不张等因素，提高药物肺内沉积率，雾化前半小时尽量不要让患儿进食，避免雾化吸入过程中气雾刺激气道，引起呕吐；不要抹油性面霜等。

② 保持病室空气新鲜，环境整洁安静，室温18～22℃，相对湿度50%～60%。

③ 雾化前应清除口鼻腔内分泌物，保持呼吸道通畅，因为呼吸道畅通是吸入药物发挥作用的前提。

④ 雾化吸入时最好让患儿进行慢而深的吸气，吸气末稍停片刻，使雾滴吸入更深。

⑤ SVN雾化器在呼气相容易造成气溶胶的丢失浪费，可连接延长管或储雾袋。SVN产生的气溶胶通常是冷的或高浓度的，易导致反应性气道痉挛。雾化过程中需密切观察患者是否出现气道高反应，必要时使用支气管舒张剂。使用超声雾化器时避免应用含蛋白质类的药物（如布地奈德）。

⑥ 雾化吸入后应及时漱口，以减少药物在口咽部的停留，使用面罩雾化吸入者应洗脸，以消除残留在脸部的药物。

⑦ 采用合适的体位：应置患儿坐位、半坐位或侧卧位，避免仰卧位。幼儿的横膈位置较高，胸腔较小，活动度受限，故而当幼儿仰卧位时其肺活量、潮气量均较坐位、半坐位及侧卧位时小，仰卧位雾化吸入时患儿极容易出现气促、口唇发绀等缺氧症状。如取仰卧位，应抬高床头30°方可进行仰卧位雾化吸入治疗。

⑧ 剂量：从小剂量开始，待患儿适应后再逐渐加大剂量，直到吸完药液为止。因幼儿的喉组织发育不够完善，喉腔及鼻毛的缓冲作用小，假如一开始就用大剂量的冷雾气，急剧气雾就会使气道平滑肌痉挛，导致憋气、呼吸困难加重。

⑨ 温度：雾化吸入液的温度应与人体的温度接近，防止引起气道平滑肌痉挛而导致咳嗽加剧或气急加重，冬春季应将雾化吸入液先加热至37℃再给患儿吸入。

⑩ 病情观察：雾化过程中药物可能引起局部刺激，如发现患儿

频繁咳嗽、气促或恶心呕吐等症状时，应立即停止吸入，然后采用间断吸入的方法。对憋喘、呼吸道不通畅和缺氧严重以及肺炎合并心力衰竭的患儿，可加大吸氧量后再予以雾化吸入，并且注意吸入时间宜短不宜长，每次 5min 左右，病情不允许 1 次吸完时切不可强行 1 次吸完，防止加重患儿的缺氧状态。如果患儿出现呼吸困难、面色发绀、心率加快等症状，可能为痰液阻塞，立即停止吸入，迅速使患儿侧卧、吸痰、吸氧，待症状好转后再行吸入。每次雾化完毕后，给予翻身、拍背，必要时给予吸痰等促进分泌物排出，协助漱口，擦净口鼻周围雾水。雾化过程中避免将雾液喷入眼睛，同时观察口腔黏膜变化，做好口腔护理。

⑪ 预防交叉感染：为减少感染发生和传播，雾化器一人一用，雾化结束后，将整套雾化装置分离，把储药罐、口含嘴、面罩等用清水反复冲洗，晾干待用。在使用过程中，空气导管不可以用水冲洗，以免造成二次污染。

⑫ 技巧：建议给小儿做雾化治疗的刚开始时，可以使雾化面罩离患儿 6～7cm，然后逐步减少到 3cm 左右，最后紧贴口鼻部，让患儿逐渐适应喷雾方式以及雾气的温度。

五、小儿雾化案例

床号：24　　姓名：×× 　　性别：男　　年龄：34 天　　诊断：支气管肺炎

你在护理该患者过程发现了什么问题：
患儿因咳嗽 3 天入院，入院时体温 37℃，脉搏 136 次/分，呼吸 36 次/分，血压 84/50mmHg，入院后按医嘱予吸入用布地奈德混悬液 0.5mg＋吸入用异丙托溴铵溶液 125μg 雾化吸入 bid，在予患儿雾化吸入时患儿家属把雾化杯内的药物倒出来了。
产生该问题的原因： ① 家属对使用雾化器做雾化吸入的知识缺乏。 ② 护理人员未对家属讲解雾化吸入的正确做法。 ③ 在实施雾化吸入前未评估患儿的体位。
拟解决问题的途径： ① 护理人员对家属做好宣教，使家属熟悉雾化吸入的正确做法。 ② 做雾化吸入时，护士在旁指导或者协助患儿雾化吸入。

具体实施过程：

［评估］

患儿年龄：1个月至3岁的小儿需要家属或者护士协助雾化吸入，3岁以上小儿病情稳定，神志清，能够配合的，自己握雾化器做雾化吸入。

患儿体位：采取坐位或者半坐位。

雾化器的性能：是否装置好。

雾化机的性能：连接电源是否有电。

［实施］

① 按医嘱抽药液，需双人核对药物，注入药物雾化器。

② 将用物携至床边，核对床号、姓名、手腕带，向患者解释，以取得合作。初次做此治疗，应教给患儿或家属使用方法。

③ 雾化机插电源，雾化器延长管与雾化机连接。

④ 较小患儿需要家属抱着患儿取坐位，患儿头部抬高，雾化器的面罩覆盖患儿嘴巴和鼻子，雾化杯与地面垂直，开雾化机。（较大患儿能够配合，患儿取坐位，手握雾化器柄，雾化器的面罩覆盖患儿嘴巴和鼻子，张大嘴巴。）

⑤ 能够配合的患儿，交代患儿深吸气，可使药液充分达至支气管和肺内，吸气后再屏气1～2s，则效果更好，一般10～15min即可将药液雾化完毕。

⑥ 吸毕，取下雾化器，关闭雾化机，拔电源，清理用物，雾化器一人一用，防止交叉感染。

⑦ 健康教育：a. 雾化吸入应选在饭前或饭后1h为宜，防止药液刺激引起患儿恶心、呕吐。b. 吸入过程中患儿应取半卧位，将面罩充分与面部贴合，并尽可能深吸气，使药液充分吸入支气管和肺内，以便更好地发挥疗效。c. 雾化结束后交代家属应及时为患儿擦脸、漱口，避免药物在口腔及皮肤上沉积。家长为患儿叩背协助排痰，方法为：掌心呈碗状，由下至上，由外向内叩击背部，力度适中。d. 雾化装置使用后应及时用清水清洗干净并晾干，放在干净袋子中保存，打开后的雾化装置可以使用3天的时间。

第五节　急诊雾化吸入

我国呼吸系统疾病或伴呼吸道相关症状、并发症的急症患者占比较高，雾化吸入疗法不仅可用于急诊呼吸系统疾病的诊治和急危重症的抢救，还可预防性地用于需要进行气道管理的其他疾病患者，无绝对禁忌证，在急诊应用中起着重要的作用。

（一）雾化吸入疗法急诊应用基本原则

雾化吸入疗法是一种有效的治疗手段，但必须以保证患者生命安全为前提。若评估患者即将或已经出现神志不清、意识状态改变甚至昏迷、无大动脉搏动、自主呼吸消失、瞳孔散大、皮肤发绀、机体浅反射消失等情况，则应首先根据病情进行心肺复苏及继续生命支持等抢救，待到患者生命体征平稳，病情稳定后再行其他治疗时根据患者的病因选择雾化吸入。

雾化吸入疗法虽无绝对禁忌证，但选择雾化吸入药物时应重视：①患者过敏史，若患者有药物过敏史应当禁止使用同类药物进行雾化吸入，如患者曾对任何种类及给药途径的糖皮质激素过敏时应当严禁雾化吸入 ICS；②注意药物的配伍禁忌，如少数患者同时接受沙丁胺醇及异丙托溴铵雾化吸入治疗时有发生闭角型青光眼的报道，故联合雾化上述及其同类药物时应慎重；③儿童、妊娠期妇女、老年、长期卧床及患有各种合并症的患者，应当特别关注患者的既往用药史与吸入药物的禁忌；④与其他治疗手段同时进行时，应当严密监测患者的各项指标，对患者进行评估。在治疗前、治疗中以及治疗后都应进行评估，对患者的临床疗效和不良反应作出及时的评估和处理，依据患者的病情变化对雾化吸入的治疗方案进行调整。

（二）雾化吸入疗法急诊应用注意事项

①雾化器、呼吸管道及雾化面罩等应专人专用，推荐一次性装置；②指导患者采取正确的呼吸方式（双唇含住口含器，缓慢吸气，深吸气后屏气 2～3s，缓慢呼气，尽可能通过鼻腔呼出），以提高药物的有效作用，达到更好的治疗效果；③治疗前嘱患者禁止涂油性面膏，并嘱患者勿让药液或气溶胶进入眼中，以减少刺激；④治疗后漱

口及口腔护理可显著降低声嘶、咽痛、念珠菌感染等不良反应的发生率；⑤应用于雾化吸入疗法的呼吸机的呼气端膜片需定期清洗、检测和更换，以免因呼吸机内部精密部件损坏而影响使用。

（三）雾化吸入疗法急诊适应证

雾化吸入疗法在急诊的适应证主要包括：哮喘、慢性阻塞性肺疾病、慢性支气管炎、肺气肿、支气管扩张症、肺纤维化、肺源性心脏病、急性喉梗阻、各种急慢性咳嗽、变应性鼻炎、咽喉部炎症及水肿等非特异性炎性疾病、吸入性气道损伤、肺部感染、各种原因长期卧床、具有合并症、机械通气、人工气道建立、外科手术、喉镜、支气管镜检查等。此外，雾化吸入疗法还可用于一些检查项目，如支气管舒张/激发试验、痰标本采集等。

（四）急诊雾化吸入装置与药物的选择

1. 雾化吸入装置的选择

雾化吸入装置（简称雾化器）包括驱动设备 [空气压缩雾化器、氧气驱动雾化器、超声雾化器或滤网式雾化器（振动筛孔雾化器）]、转接管、雾化杯、口含器或面罩。驱动设备以空气压缩雾化器和氧气驱动雾化器最为常见。因其具有设计简单、携带便捷、实操性强等特点，在急诊及急救的各个场所如急诊抢救室、输液室、急诊监护室和急诊病房均可以配备。对于喘息状态、呼吸困难的低氧患者建议使用氧气驱动雾化，可改善氧合，同时对于部分患者因雾化吸入 β_2 受体激动剂后通气/灌注（V/Q）比值改变而出现的动脉血氧分压下降也可有预防作用；但对于易出现 CO_2 潴留的患者（如慢阻肺伴呼吸衰竭患者）则建议采用压缩空气驱动雾化，这些患者呼吸兴奋主要依赖于低氧刺激，缺氧的改善会导致低氧刺激减弱，出现自主呼吸抑制和加重 CO_2 潴留。若患者能够配合，通常首选口含器，以增加药物的肺部沉积率，减少药物在鼻腔内沉积和对面部的刺激；若患者无法配合或需持续雾化吸入可选用面罩，需确保面罩的密闭性良好，并指导患者尽可能经口吸入药物。

2. 雾化吸入药物的选择

目前可用于急诊的雾化吸入药物主要是ICS、支气管舒张剂和黏液溶解剂。其他药物国内尚无雾化吸入用剂型上市，不建议将非雾化吸入用剂型用于雾化吸入。理想的急诊急救药物应当起效快、量效关系明确、治疗靶点精准。基于以上理由，推荐用于急救的雾化吸入药物主要包括：

（1）ICS ICS是目前最强的气道局部抗炎药物，通过对炎症反应中的一系列细胞和分子产生影响而发挥抗炎作用。雾化吸入ICS中以布地奈德起效最为迅速，目前在急诊、急救中最为常用，此外二丙酸倍氯米松和丙酸氟替卡松在急诊中也有应用。药物特点：①直达气道或肺部，在使用后的第1、2h内对呼吸症状和肺功能的改善作用比全身性糖皮质激素更为显著；②可有效缓解喘息等症状，解除气道痉挛，控制气道炎症，抑制黏液高分泌，降低死亡率；③围手术期雾化吸入可改善支气管阻塞症状，保护咽喉黏膜和气道上皮，减轻拔管后的气道损伤，减少术后气道炎症及肺部并发症的发生；④使用剂量小、安全性好、不良反应发生率低于全身性糖皮质激素，且常见不良反应如声嘶、咽痛等，一般停药后均可恢复。

注意事项：对任何糖皮质激素过敏的患者禁用，若发生误用时应立即静脉注射或滴注肾上腺素，并给予100％氧浓度氧气，必要时行气管插管、心肺复苏等急救措施。

（2）支气管舒张剂 支气管舒张剂分为选择性 β_2 受体激动剂和非选择性抗胆碱能药物，根据起效和持续时间的不同可分为短效支气管舒张剂和长效支气管舒张剂，目前国内雾化吸入用支气管舒张剂均为短效支气管舒张剂。药物特点：

① 短效 β_2 受体激动剂（SABA），与ICS具有协同作用，是解除支气管痉挛、治疗急性喘息的主要药物，代表药物为沙丁胺醇和特布他林。

② 短效抗胆碱能药物（SAMA），主要作用于大气道而非小气

道，与 SABA 相比支气管扩张作用较弱，起效较慢，但持续时间更为长久，代表药物为异丙托溴铵。

③ 临床另有吸入性复方异丙托溴铵制剂，2.5mL 含有 0.5mg 异丙托溴铵和 2.5mg 沙丁胺醇，但应注意其用药配伍，不能与其他药品混在同一雾化器中使用。支气管舒张剂首选 SABA，必要时联合 SAMA 雾化吸入。

注意事项：①心率过快或合并心血管疾病的患者应首选特布他林，其对 β_2 受体的选择性强于沙丁胺醇，使得心血管不良事件风险更低。②对心悸的患者应停用 SABA 进行观察，待症状消失后方可继续使用，当症状持续或加重时可加用选择性 β_1 受体阻滞剂。

（3）黏液溶解剂　雾化吸入用黏液溶解剂主要为 N-乙酰半胱氨酸，可降低痰液黏度，使痰容易被咳出，对浓稠黏液分泌物过多的呼吸道疾病，如急性支气管炎、慢性支气管炎及其病情恶化、肺气肿、黏稠物阻塞症以及支气管扩张症，均有较好疗效。虽然临床上曾有雾化吸入盐酸氨溴索针剂有效的报道，但这些制剂中含有防腐剂，吸入后可能诱发支气管哮喘发作，故不建议选用。

（4）其他药物　还有部分国内未上市的雾化吸入用剂型药物（如妥布霉素、色甘酸钠、曲前列尼尔、氨曲南等）证实临床有效。FDA 批准的未在国内上市的其他雾化吸入用药物见表 2-4。

表 2-4　FDA 批准的未在国内上市的其他雾化吸入用药物

英文名	中文名	适应证
Flunisolide	氟尼缩松	哮喘
Ciclesonide	环索奈德	哮喘（不能用于缓解急性支气管痉挛）
Mometasone Furoate	糠酸莫米松	哮喘（不能用于缓解急性支气管痉挛）
Formoterol Fumarate/ Mometasone Furoate	富马酸福莫特罗/ 糠酸莫米松	12 岁以上患者的哮喘（不能用于缓解急性支气管痉挛）
Tobramycin	妥布霉素	囊性纤维患者的铜绿假单胞菌感染
Sodium Cromoglicate	色甘酸钠	预防支气管哮喘

英文名	中文名	适应证
Treprostinil	曲前列尼尔	肺动脉高压
Iloprost	伊洛前列素	肺动脉高压
Aztreonam	氨曲南	改善感染铜绿假单胞菌的囊性纤维化患者的呼吸症状
Pentamidine Isethionate	羟乙基磺酸喷他脒	用于 HIV 感染患者预防肺孢子菌肺炎
Methacholine Chloride	氯醋甲胆碱	用于检测气道高反应性

（五）雾化吸入疗法在急诊的应用

1. 哮喘急性发作

（1）评估病情，分级处理　应确保患者脱离诱发哮喘急性发作的环境和过敏原，对患者进行评估分级（见表 2-5）和处理（见图 2-4）。

表 2-5　哮喘急性发作严重程度评估标准

临床特点	轻度	中度	重度	危重度
体位	可平卧	喜坐位	端坐	
讲话方式	连续连句	单词	单字	不能讲话
精神状态	可有焦虑，尚安静	时有焦虑或烦躁	常有焦虑、烦躁	嗜睡或意识模糊
出汗	无	有	大汗淋漓	
辅助呼吸肌活动及三凹征	常无	可有	常有	胸腹矛盾呼吸
哮鸣音	散在，呼吸末期	响亮、弥散	响亮、弥散	减弱，乃至无

（2）注意事项　①哮喘急性发作的治疗目的是尽快缓解患者的呼吸症状，解除支气管痉挛，改善缺氧，恢复肺功能，预防进一步恶化或再次发作，同时防治并发症。②哮喘控制中出现症状波动或轻中度

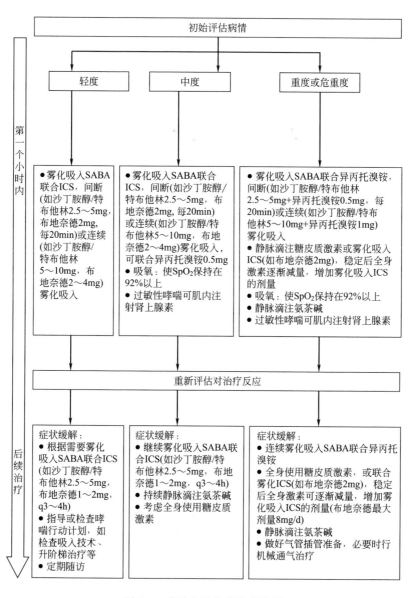

図 2-4　哮喘急性发作处理流程

急性发作，患者可遵循"哮喘行动计划"实施自我处理，即重复吸入 SABA（雾化吸入沙丁胺醇/特布他林，初始阶段每 20min 间断给药 或连续雾化给药，之后根据需要每 4h 间断给药，或应用 pMDI 吸入）或低剂量 ICS/福莫特罗联合制剂（总量不超过 8～12 吸/d），可联合 SAMA 使用，增加 ICS 至 2～4 倍常量，最高可达布地奈德 1600μg/d 或等效其他 ICS。③若患者需要频繁增加支气管舒张剂（尤其是 SABA）的使用以缓解症状，则表明哮喘病情恶化，应更加规律地评估（如每日监测峰流量、定期随访）并更新哮喘行动计划。应考虑给予患者最大推荐剂量的 ICS 或口服类糖皮质激素。

2. 慢阻肺急性加重

（1）评估病情，分级处理 鉴别诊断后，对患者进行慢阻肺急性加重（acute exacerbation of chronic obstructive pulmonary disease，AECOPD）严重程度分级（见表 2-6）并处理（见图 2-5）。

表 2-6 AECOPD 的评估分级

项目	Ⅰ级（无呼吸衰竭）	Ⅱ级（无生命危险的急性呼吸衰竭）	Ⅲ级（有生命危险的急性呼吸衰竭）
呼吸频率	20～30 次/分	>30 次/分	>30 次/分
辅助呼吸肌群	未应用	应用	应用
精神意识状态改变	无	无	急剧

（2）注意事项 ①AECOPD 治疗时优先选择的支气管舒张剂通常是单一吸入 SABA 或联合应用吸入 SAMA。②糖皮质激素的使用可以缩短恢复时间，改善肺功能和低氧血症，减少早期复发和治疗失败的风险，缩短住院时间。雾化吸入 ICS 可替代或部分替代全身糖皮质激素（雾化吸入布地奈德 8mg 治疗 AECOPD 与全身应用泼尼松龙 40mg 疗效相当）。③慢性支气管炎、肺气肿、支气管扩张症、肺纤维化、肺源性心脏病等急性加重期往往有与 AECOPD 相似的气流受限、气道高反应、高分泌等临床特征，可参考 AECOPD 的评估和处理流程，根据需要雾化吸入 ICS、支气管舒张剂和 N-乙酰半胱氨酸。

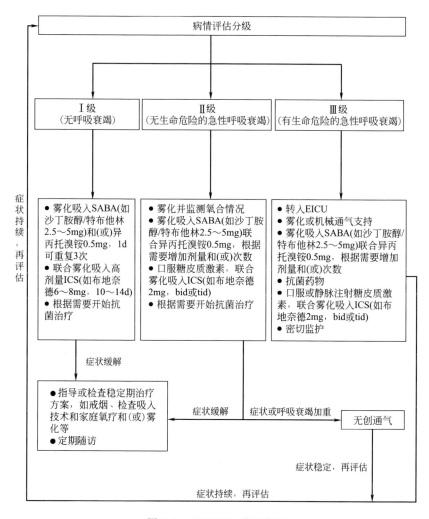

图 2-5　AECOPD 处理流程

3. 急性喉梗阻

（1）评估病情，分级处理　急性喉梗阻（急性会厌炎、急性喉头水肿、咽部脓肿等）往往呈进行性加重，短时间可迅速进展危及生命，需立即、动态评估病情严重程度（见表 2-7）并紧急处理（见图 2-6）。

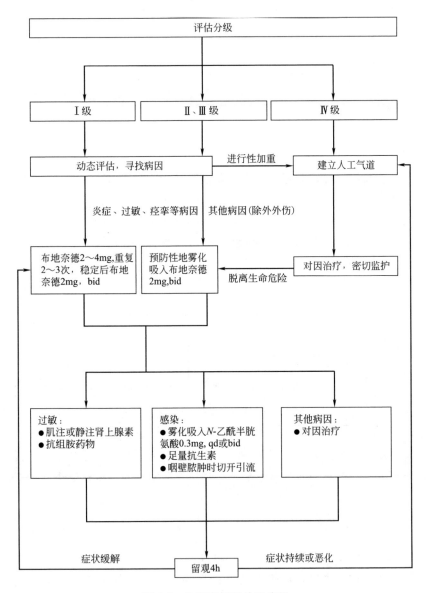

图 2-6 急性喉梗阻处理流程

表 2-7 喉梗阻的评估分级

项目	Ⅰ级 （无呼吸衰竭）	Ⅱ级	Ⅲ级	Ⅳ级 （有生命危险）
呼吸困难	安静时轻微呼吸困难	较Ⅰ级重	出现发绀	较Ⅲ级重,坐卧不安
四凹征	无喘鸣及四凹征	安静时喘鸣及四凹征	明显喘鸣及四凹征	更加严重喘鸣、四凹征
精神意识状态改变	无改变	无烦躁不安、无明显意识改变	烦躁不安,意识有改变	严重时可昏迷、大小便失禁、窒息甚至呼吸心跳停止

（2）注意事项　①急性喉梗阻评估及处置需果断，可能或者已经危及生命时应尽早建立人工气道，寻找病因（如咽喉部炎症、过敏、感染、外伤、异物、肿瘤、痉挛和双侧声带外展性麻痹等），对因治疗也应同步进行。②雾化吸入疗法是可用于炎症、过敏、痉挛等病因的抢救措施之一，使药物直达咽喉部，迅速解除喉部炎性充血水肿，增大通气量，使缺氧状态得到改善，缩短症状消失的时间，提高救治效率；也可预防性地用于改善因外伤、建立人工气道等引起的呼吸道黏膜损伤及局部炎症，同时增加呼吸道湿度，液化黏稠的分泌物，促进黏膜水肿消退，缩短住院时间。异物病因若无气道损伤、炎症等情况则无需应用雾化吸入疗法。③强调肾上腺素、抗生素等使用的重要性和必要性。虽无雾化吸入用剂型，但曾有雾化吸入肾上腺素 1mg 可收缩血管，改善喉头水肿预后（包括预防插管后喉头水肿）的报道。

4. 急性、亚急性咳嗽或慢性咳嗽加剧

咳嗽是机体的防御性神经反射，但频繁剧烈的咳嗽会对患者的工作、生活和社会活动造成严重影响。按照时间分为急性咳嗽（<3 周）、亚急性咳嗽（3～8 周）和慢性咳嗽（>8 周）。

急性咳嗽常见病因为普通感冒与急性气管支气管炎，亚急性咳嗽常见病因为感染后咳嗽（PIC），慢性咳嗽最常见的病因为激素敏感性咳嗽，包括咳嗽变异性哮喘（CVA）、嗜酸性粒细胞性支气管炎

(EB）和变应性咳嗽（AC），约占我国慢性咳嗽的 2/3。其他常见病因还有上气道咳嗽综合征（upper airway cough syndrome，UACS）和胃食管反流性咳嗽（gastroesophageal reflux-related cough，GERC），分别常伴鼻后滴流综合征、合并鼻部疾病，或伴有明显的反流症状、咳嗽常与进食相关。

除针对病因的其他治疗外，对于咳嗽剧烈或伴有喘息的患者推荐雾化吸入支气管舒张剂（如沙丁胺醇/特布他林 2.5～5mg，每日 2 次）联合 ICS（如布地奈德 2mg，每日 2 次），直至症状缓解。激素敏感性咳嗽也可用此方法进行诊断性治疗（不少于 2 周）：若明显缓解则判断为激素敏感性咳嗽，继续 ICS 或联合支气管舒张剂治疗；若部分有效则应评估影响疗效的因素和考虑复合病因；若治疗无效则应评估是否判断错误、剂量和疗程是否充足、有无影响疗效的因素和考虑其他病因。

5. 肺部感染

肺部感染时往往出现痰液分泌增加、黏稠，导致痰液滞留，病原体不能被及时清除。雾化吸入 N-乙酰半胱氨酸可湿化气道，加强排痰，使呼吸道保持通畅，利于抗感染药物发挥作用，加速患者的康复。肺部感染同时存在病原体刺激气道痉挛、黏膜水肿、炎症渗出等情况，若出现呼吸急促、喘息、呼吸困难、咳嗽等症状时可考虑联合雾化吸入支气管舒张剂（如沙丁胺醇/特布他林 5mg，每日 2 次）和 ICS（如布地奈德 2mg，每日 2 次），迅速解除支气管痉挛，减轻气道炎症、黏膜水肿，促进气道上皮修复及肺炎痊愈。此外，无痰患者可雾化吸入高渗盐水导痰进行痰标本采集。不推荐雾化吸入非雾化剂型的抗菌药物，但对部分静脉给予抗菌药物无效、需要严格控制液体摄入及多重耐药菌（MDR）感染的危重症患者，可考虑联合雾化吸入抗菌药物的治疗。

6. 其他使用雾化吸入疗法的疾病或人群

（1）其他推荐雾化吸入的适应证主要包括：①变应性鼻炎、咽喉部炎症及水肿等非特异性炎性疾病；②一氧化碳中毒、刺激性气体中毒等吸入性气道损伤疾病。此类疾病同样存在气道黏膜损伤、水肿和炎症，常伴有咳嗽、咳痰、喘息等症状。推荐雾化吸入 ICS 联合支气管舒张剂治疗（如布地奈德 2mg＋沙丁胺醇/特布他林 5mg，每日 2 次），必要时联合 N-乙酰半胱氨酸，可有效减轻喉头水肿和呼吸道阻塞，改善相关症状和预后。

（2）长期卧床或判断将长期卧床的患者，常见病因包括：①呼吸道原发损伤、颈部水肿压迫气道等导致呼吸道阻塞；②胸部损伤（肋骨骨折或肺挫裂伤）、血气胸等导致排痰受限；③休克或颅脑损伤等各种原因导致意识障碍；④呼吸道烧伤、压迫等导致气管继发性损伤；⑤肿瘤晚期等严重消耗性疾病。因自身咳嗽反射减弱，容易发生误吸、排痰不通畅、呼吸道阻塞、黏膜水肿、炎症、感染等。治疗措施：①预防性地雾化吸入 N-乙酰半胱氨酸 0.3～0.6mg，每日 1～2 次，持续 7d。②帮助患者起身促进排痰，可有效预防坠积性肺炎发生。③存在基础呼吸系统疾病或气道高反应、炎症高风险的患者可联合雾化吸入 ICS、支气管舒张剂，帮助减少黏液分泌和黏膜水肿，保护上皮细胞屏障功能，预防感染，改善预后。④雾化吸入疗法还尤其适用于儿童、妊娠、具有合并症（心血管疾病、糖尿病、骨质疏松等）的患者，如雾化吸入 ICS 可作为静脉或口服给予糖皮质激素的替代疗法，具有快速起效、安全性好等优势。

7. 机械通气、人工气道建立及手术等特殊情况的应用

机械通气、人工气道建立及手术的患者往往病情较重，合并呼吸衰竭等生理和代谢功能紊乱，有效地应用雾化吸入不仅能够减少因通气造成的呼吸道黏膜干燥、损伤等不良反应，还可同时给予相应对因治疗的药物，有助于快速康复、提高脱机率等。

药物剂量、次数和维持天数较普通患者应适当增加，如沙丁胺醇/特布他林 5～10mg，布地奈德 2～4mg，每日 2 次，持续至少 3d 直至脱机。有研究显示，在对因治疗剂量的基础上，在机械通气间歇期间，让患者通过自主呼吸进行雾化吸入额外剂量的 ICS 可以更好地

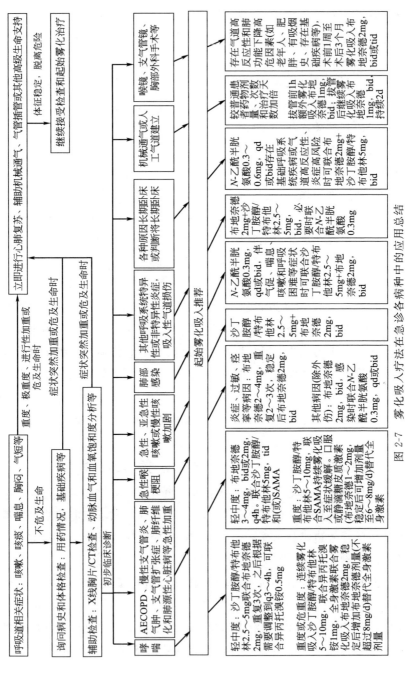

图 2-7 雾化吸入疗法在急诊各病种中的应用总结

改善患者的通气，提高疗效，获得更高临床效益。

人工气道建立的患者，气管插管、拔管等操作常对气道产生机械性刺激或损伤，导致气道高反应和炎症改变。研究表明，在拔管前12～24h给予ICS可减轻拔管后的气道损伤，并降低拔管后气道炎症（如喉头水肿、喘鸣等）及肺部并发症等的发生率。与机械通气患者相似，人工气道建立期间应适当增加药物剂量、次数和维持天数。在对因治疗剂量基础上，推荐拔管操作前1h额外雾化吸入布地奈德1mg，拔管后继续雾化吸入布地奈德1mg，每日2次，持续2d。

除上述机械通气、气管插管拔管等操作外，还有喉镜、支气管镜检查、胸部外科手术等需要进行气道管理。对于存在气道高反应性和肺功能下降高危因素（如老年人、肥胖、有吸烟史、存在基础疾病等）的患者，推荐术前1周至术后3个月雾化吸入布地奈德2mg，每日2～3次。

雾化吸入疗法在急诊各病种中的应用总结见图2-7。

第六节 围手术期气道管理

（一）定义

围手术期气道管理是加速康复外科的重要组成部分。5%～10%的外科手术患者会发生术后肺部并发症，而在胸外科手术患者中更是高达37.8%。而对于具有术后肺部并发症危险因素的患者进行围手术期气道管理可显著降低术后肺部并发症发生率。

（二）常用雾化吸入治疗药物推荐

1. ICS

ICS可抑制气道炎症反应，对于气道应激调控和改善气道微环境具有重要的临床意义，已广泛用于各类患者围手术期气道管理，并取得良好疗效。对于合并危险因素的手术患者，推荐在术前3～7d和术后3～7d进行雾化ICS联合支气管舒张剂治疗，2～3次/d；临床常用ICS如布地奈德混悬液，推荐剂量为2.0mg/次。

2. 支气管舒张剂

支气管舒张剂联合ICS相比单用支气管舒张剂具有更好的支气管舒张作用且肺部并发症更少。对于合并危险因素的手术患者，推荐围手术期联合ICS应用。哮喘及气道高反应性患者麻醉诱导前可预防性给予雾化吸入ICS和支气管舒张剂以降低术中支气管痉挛发生风险。临床常用支气管舒张剂如硫酸特布他林雾化液，推荐剂量为5.0mg/次。

3. 祛痰药

围手术期常用祛痰药为盐酸氨溴索，可减少手术时机械损伤造成的肺表面活性物质下降，减少肺不张等肺部并发症的发生。需要注意的是，国内盐酸氨溴索为静脉制剂，不建议雾化吸入使用。

（三）临床案例

1. 病例摘要

（1）现病史　患者男性，57岁，2周前无明显诱因出现发热，体温39℃，伴咳嗽、咳痰、乏力、食欲不振，无盗汗，无胸痛，胸闷气促，无恶心、呕吐，腹痛。

（2）既往史　既往体健，否认高血压病史，否认糖尿病史，否认肝炎病史，无食物过敏史，无食物中毒史，无药物过敏史，有预防接种史，具体不详。

（3）入院查体　T 36.8℃，P 87次/分，R 18次/分，BP 110/63mmHg，全身浅表淋巴结未触及。胸廓外形正常，肋间隙正常，呼吸运动正常，呼吸深度正常，呼吸节律正常，胸廓扩张度正常，语音震颤正常，无胸膜摩擦感。胸部叩诊呈清音，肺界正常，肺下界移动度正常，双侧呼吸音较粗，未闻及干湿啰音，无胸膜摩擦音。心脏检查无明显异常。腹平软，无压痛，无反跳痛，肠鸣音正常。四肢无畸形，无水肿。

（4）辅助检查 胸部CT示：①左肺上叶支气管不通畅及异常密度影，左肺门区软组织影，考虑占位并感染，建议纤维支气管镜活检及抗感染治疗后短期复查。②间隔旁肺气肿，纵隔内淋巴结，两肺少许小结节，请随访。③肝内钙化灶，余上腹部CT平扫未见明显异常。建议增强扫描进一步分析。④颅脑CT平扫未见明显异常。请结合临床，随诊。⑤左颧弓陈旧损伤可能。

2. 初步诊断及诊断依据

（1）初步诊断 肺占位性病变。

（2）诊断依据 病史：患者因发热入院；体征：听诊呼吸音双侧正常，无啰音，心脏查体无明显异常，腹平软，无压痛、反跳痛，肠鸣音正常。辅助检查：同上。

3. 鉴别诊断

（1）支气管肺炎 支持点：发病较急咳嗽、咯血；不支持点：感染症状比较明显，X线片上，表现为边界模糊的片状或斑点状阴影，密度不均匀，一般不局限于一个肺叶，经抗生素治疗后症状可迅速消失，肺部病变吸收也较快。

（2）肺结核 支持点：可有咳嗽、咯血；不支持点：肺结核球多见于年轻人，一般病程较长，发展缓慢，病变位于上叶尖后段或下叶背段，X线上块影密度不均匀，可见到稀疏透光区和钙化点，肺内常有其他的散在的结核病灶，PPD、痰涂片检查、红细胞沉降率等可供鉴别。

（3）炎性假瘤 支持点：可见肺部阴影，有咳嗽、咯血等症状；不支持点：多发于中青年，常见痰中带血丝，咳嗽、发热，一般可经抗炎治疗短期消退，若机化也可长期静止不变，需术后病理确定。

4. 诊疗计划

（1）完善相关检查（三大常规、肝肾功能、感染性疾病筛查、肿瘤标记物、心电图、肺功能、动脉血气分析、纤维支气管镜检查、胸部 CT、腹部 CT、全身骨扫描、头颅 CT 或 MRI 等）。

（2）嘱患者戒烟，评估手术适应证及禁忌证，行择期手术。

（3）术后予以抗炎、止血、促进肺功能等综合治疗。

（4）给予异丙托溴铵加布地奈德行雾化治疗，bid。

第七节　机械通气的雾化吸入

一、机械通气雾化治疗

（一）适应证

由于雾化吸入不良反应少、作用迅速、痛苦小、无需患者特意配合等优点，雾化吸入被广泛应用于哮喘、急性呼吸窘迫综合征（ARDS）、病毒感染、肺动脉高压等的机械通气患者。

（二）雾化器的选择

（1）有些呼吸机自带雾化器，如 Dräger 呼吸机（图 2-8）自带喷射

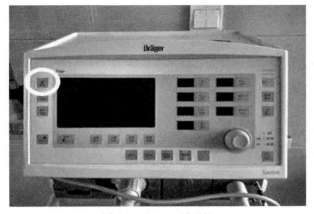

图 2-8　Dräger 呼吸机

雾化器、伽利略呼吸机（图 2-9）自带振动筛孔雾化器、MAUQUET呼吸机自带振动筛孔雾化器等，此类呼吸机雾化器的驱动气源由呼吸机吸气相气流中的一个分支提供，是呼吸机给患者输送潮气量的一部分，只在患者吸气时产生气溶胶，因此使用此类雾化器不会影响呼吸机工作，也不会造成呼气相气溶胶的浪费。

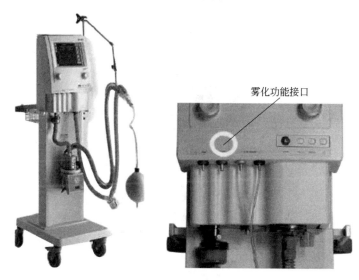

雾化功能接口

图 2-9　伽利略呼吸机

（2）对于没有自带雾化器的呼吸机，如 PB（图 2-10、图 2-11）、Siemens Servo 等，只能应用额外的压缩气源驱动，使用三通管接头（图 2-12）与呼吸机相连，外接气流增大了潮气量，影响呼吸机供气；增加了基础气流，容易造成患者触发不良；持续雾化也造成呼气相气溶胶的浪费。使用未配备雾化功能的呼吸机时，如需进行雾化吸入，建议选择定量吸入器、超声雾化器或振动筛孔雾化器进行雾化吸入，以免影响呼吸机的送气功能。由于定量吸入器使用药物有限，而小容量雾化器有多种药物选择，可使用的雾化吸入药物包括支气管舒张剂、糖皮质激素、抗菌药物、表面活性物质、黏液溶解剂等，使用范围广，包括喷射雾化器、超声雾化器以及振动筛孔雾化器，所以临床中小容量雾化器在机械通气患者中应用最广泛。

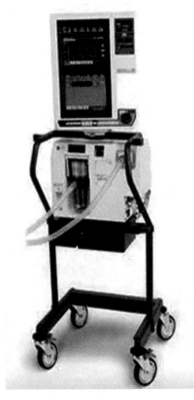

图 2-10 PB840 呼吸机

几种不同雾化器应用于机械通气时雾化吸入的优缺点见表 2-8。

表 2-8 几种不同雾化器应用于机械通气时雾化吸入的优缺点

	优点	缺点
定量吸入器	• pMDI 对呼吸机内部配件影响小 • 二次暴露和疾病传播的风险更小	• pMDI 剂型单一,部分药物没有 pMDI 剂型,应用范围小
超声雾化器、振动筛孔雾化器	• 不产生额外气流,不会对呼吸机送气造成影响	• 持续雾化,造成呼气相气溶胶浪费
喷射雾化器	• 使用呼吸机的专门雾化接口 • 不影响呼吸机工作 • 只在吸气时雾化,不浪费药物 • 气溶胶颗粒小,容易到达下呼吸道	• 外接气流大,影响呼吸机供气,增加基础气流,造成气溶胶浪费 • 氧气雾化时,吸入氧浓度较高

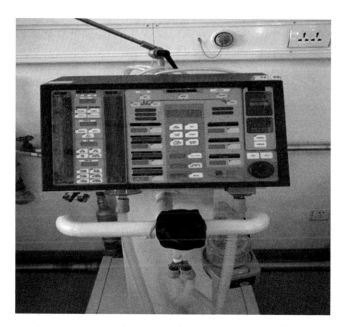

图 2-11　PB760 呼吸机

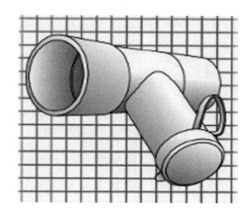

图 2-12　三通管接头

（三） 影响机械通气雾化吸入疗效的因素

① 呼吸机相关因素：通气模式、吸气波形、呼吸触发机制、R、TI、TV 等参数设置。

② 患者相关因素：人工气道情况、动态过度充气的存在、患者认知和配合能力、基础疾病状态。

③ 药物相关因素：药物的剂量、剂型、气溶胶颗粒大小。

④ 呼吸机回路相关因素：储雾器以及在回路中的位置、气管导管的管径、输送气体湿度和密度。

⑤ 雾化器的相关因素：释放的气溶胶颗粒大小。

（四） 注意事项

① 向清醒患者解释雾化目的，取得患者配合，烦躁患者给予适当镇静。

② 雾化前综合评估患者，雾化后评价疗效，根据患者病情和雾化疗效适时调整雾化方案。

③ 根据病情采取合适的雾化体位，病情允许条件下最好采取坐位或半坐卧位，以利于药液沉积至终末支气管，采取健侧卧位以利于药液沉积至患侧部位。

④ 选择患者进食前或进餐后 1h 后进行雾化，以防止患者发生误吸。

⑤ 注意吸痰前后要给予患者吸纯氧 2min，吸痰时间不超过 15s。

⑥ 人工气道需妥善固定，以防牵扯拔管。

⑦ 雾化后及时清理气道，防止药物残留。

⑧ 雾化过程中密切观察患者面色及生命体征，有无出现不良反应、呼吸机参数变化等。若患者出现不良反应或呼吸机运行故障等情况，应暂停雾化，及时配合医师治疗和排除机器故障。

⑨ 雾化装置和呼吸机管路专人专用，用后清洗消毒。

⑩ 有伺服温度探头的管路中，需将小容量雾化器连接在温度探

头与 Y 形管之间；若温度探头设计在 Y 形管上，则需关闭加热湿化器，否则会造成温度探测错误，加热湿化器过度加热。

⑪ 注意室内用氧安全，远离火源。

⑫ 进行雾化时，保持雾化罐垂直，以防药液泼出。

⑬ 氧气湿化瓶内勿放水或使用无湿化瓶的氧气装置以免液体进入雾化罐稀释药液影响疗效。

（五）操作步骤

① 核对医嘱和药物。

② 洗手戴口罩。

③ 评估患者。

④ 准备用物。

⑤ 抽取药液（建议不超过 5mL）。

⑥ 携用物至患者床旁，核对患者信息。

⑦ 清理患者口腔分泌物。

⑧ 机械通气时进行雾化吸入（图 2-13）。

⑨ 雾化毕，取下雾化用品，重新连接人工鼻等部件，恢复雾化前的机械通气模式及参数。

⑩ 协助患者漱口、清洁面部。

⑪ 根据病情翻身拍背以利于排痰，指导患者正确咳嗽。

⑫ 取舒适体位，整理床单位。

⑬ 处理用物，将雾化器各部件清洗消毒，晾干备用。

⑭ 洗手。

⑮ 记录及观察。

二、《机械通气时雾化吸入的专家共识（草案）》中关于机械通气雾化吸入治疗推荐的意见

（一）小容量雾化器

小容量雾化器主要用于雾化吸入药液，包括喷射雾化器、超声雾

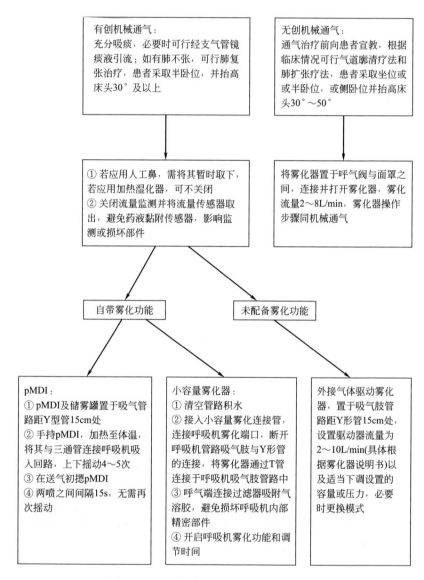

图 2-13　机械通气时进行雾化吸入的步骤

化器以及振动筛孔雾化器。喷射雾化器需要压缩气体驱动，有的呼吸机如 Dräger 呼吸机、伽利略呼吸机等，配备了雾化功能，雾化器的驱动气源由呼吸机吸气相气流中的一个分支提供，是呼吸机给患者输送潮气量的一部分，因此不会影响呼吸机工作；由于只在患者吸气时产生气溶胶，故不会造成呼气相气溶胶的浪费。有的呼吸机如 PB840、Siemens Servo 等，未配备雾化功能，只能应用额外的压缩气源驱动，外接气流增大了潮气量，影响呼吸机供气；增加了基础气流，容易造成患者触发不良；持续雾化也造成呼气相气溶胶的浪费。

超声雾化器和振动筛孔雾化器为电力驱动，不产生额外气流，因此不会对呼吸机送气造成影响。但其缺点是持续雾化造成呼气相气溶胶的浪费。若需抽取动脉血气，建议待雾化治疗结束 20min 后再执行，以保证结果的准确性。

推荐意见 1： 使用未配备雾化功能的呼吸机时，如需进行雾化吸入，建议选择定量吸入器、超声雾化器或振动筛孔雾化器进行雾化吸入，以免影响呼吸机的送气功能（推荐级别：E 级）。

推荐意见 2： 如需使用额外气源驱动的喷射雾化器，需适当下调呼吸机预设的容量或压力；密切观察患者，如出现触发不良造成通气不足，需更改模式或支持力度，以保证有效通气量。对慢阻肺患者，尽量采用压缩空气驱动；如采用氧气驱动，需适当下调呼吸机预设吸氧浓度（推荐级别：E 级）。

推荐意见 3： 应用持续产生气溶胶的雾化器时，建议关闭或下调基础气流量；当基础气流关闭时，建议将雾化器置于吸气肢管路距 Y 形管 15cm 处；当基础气流存在时，建议将雾化器置于加热湿化器进气口处（推荐级别：E 级）。

过滤器需定期检测或更换，以防气溶胶的吸附造成阻力增加，影响患者呼气，导致内源性 PEEP 产生或增加等。

推荐意见 4： 使用小容量雾化器进行雾化吸入时，在呼气端连接过滤器以吸附气溶胶，避免损坏呼吸机内部精密部件；过滤器需定期检测或更换（推荐级别：E 级）。

（二）压力定量吸入器

推荐意见 5：在呼吸机送气初摁压压力定量吸入器（pMDI），两喷之间间隔 15s；使用前上下摇动 pMDI 即可，两喷之间无需再次摇动（推荐级别：D 级）。在机械通气患者应用 pMDI 需用储雾罐链接，而储雾罐形状多样。研究结果显示，腔体状储雾罐的肺内沉积量最高，直角弯头状装置最低。

推荐意见 6：机械通气应用 pMDI 时，宜选择腔体状储雾罐连接（推荐级别：C 级）。体外研究结果显示，pMDI 连接腔体状储雾罐放置于不同位置，气溶胶的肺内沉积量有所差异。置于吸气肢管路 Y 形管处最多，加热湿化器前 15cm 处最少。临床研究也证实，将 pMDI 及储雾罐置于吸气肢 Y 形管处疗效好。

推荐意见 7：将 pMDI 及储雾罐置于吸气肢管路 Y 形管处（推荐级别：D 级）。

（三）机械通气时特有的影响因素

1. 加热湿化

推荐意见 8：雾化吸入时，可不用关闭加热湿化器；如应用小容量雾化器需适当增加药量；如应用 pMDI 需连接干燥的储雾罐，使用完毕后立即取下（推荐级别：D 级）。

推荐意见 9：如果使用人工鼻，雾化吸入时需将其暂时取下（推荐级别：D 级）。

2. 药物剂量

推荐意见 10：机械通气患者雾化吸入的药量及次数较普通患者适当增加（推荐级别：C 级）。

3. 输送气体的密度

推荐意见 11：应用低密度气体输送气溶胶可增加肺内沉积量。必要时可选择用压缩氧气或空气驱动喷射雾化器，用氦-氧混合气体输送气溶胶（推荐级别：D级）。

4. 人工气道

推荐意见 12：气管切开患者脱机后需要使用小容量雾化器吸入时，宜用 T 管连接；雾化同时使用简易呼吸器辅助通气，可增加进入下呼吸道的药量（推荐级别：E 级）。

5. 呼吸机管路

推荐意见 13：雾化吸入时，尽量减少呼吸机管路打折，避免使用直角弯头（推荐级别：E 级）。

6. 呼吸机设置

为了有效地输送气溶胶到下呼吸道，呼吸机输送的潮气量必须大于呼吸机管路和人工气道的容量，成人潮气量≥500mL 即可。高流量可产生涡流，涡流中的气溶胶很容易发生碰撞而形成较大的液滴，无法进入下呼吸道。因此，雾化吸入时宜设置低流量和方波送气，以及较长的吸气时间，有利于气溶胶在肺内的沉积。然而，在慢阻肺机械通气患者的临床研究中却未得到证实。

（四）雾化吸入疗效的评价

推荐意见 14：机械通气患者使用支气管舒张剂，可通过监测使用前后呼吸力学的变化来反映其疗效（推荐级别：E 级）。

（五）无创通气时雾化吸入

无创正压通气时，漏气量越大，气溶胶吸入越少。当使用带呼气阀的面罩时，小容量雾化器的气溶胶输送效率较普通面罩低，但对pMDI 无明显影响。雾化器的位置也会影响气溶胶的输送效率，研究结果显示将雾化器置于呼气阀与面罩之间，较之置于管路与呼气阀之间，可提高气溶胶输送效率。

推荐意见 15：无创通气患者接受雾化吸入时管路和面罩应尽可能地密闭；雾化器宜置于呼气阀与面罩之间（推荐级别：D 级）。

三、气管切开雾化吸入

（一）定义

气管切开术是切开颈段气管，放入金属气管套管和硅胶套管，以解除喉源性呼吸困难、呼吸功能失常或下呼吸道分泌物潴留所致呼吸困难的一种常见手术。但是气管切开后，患者上呼吸道就会失去对吸入气体加温、加湿和过滤的作用，从而导致呼吸道黏膜干燥、痰液黏稠，易形成痰栓并再次梗阻气道；此外，患者的呼吸系统防御功能也会降低，使得肺部感染率升高。因此，气道湿化十分重要，雾化吸入就是将药物制成气溶胶，经吸入途径直接进入下呼吸道，从而达到湿化气道目的。持续雾化吸入能使细小的支气管和肺泡得到有效湿化，有利于肺不张患者痰液的排出。

（二）常用的湿化液

气管切开术是临床抢救和治疗重症患者的重要措施之一，人工气道建立后，呼吸道对吸入气体的加温、加湿和过滤作用的消失，呼吸道分泌物可能干燥、黏稠，甚至黏附在人工气道内径表面，使患者对呼吸道分泌物清除能力下降。因此，充分而恰当的气道湿化对减少术后痰液潴留、痰痂形成和肺部感染等具有重要意义，也是促进患者术后早期恢复的重要环节。其中氧驱雾化的方法是目前临床常用的气道湿化方法。所选湿化液的渗透压必须适当、刺激性小，有利于降低黏膜的炎症反应。

1. 氯化钠溶液

应尽量选用浓度为 0.45% 的氯化钠溶液或 0.9% 氯化钠溶液联合使用其他碱性药物。有研究表明单一使用 0.9% 氯化钠溶液进行雾化吸入时，由于水分的快速蒸发，易形成高渗液沉积于肺泡及支气管内，导致支气管及肺水肿的发生风险增加，加重患者呼吸困难。而 0.45% 的氯化钠溶液和 0.9% 氯化钠溶液联合其他碱性药物使用时可以减少湿化液造成的不良影响的发生。

2. 碳酸氢钠溶液

气管切开术后患者上呼吸道防御能力较差,易造成呼吸道菌群失调。碱性环境可以抑制真菌的繁殖生长,促使黏蛋白降解,能够稀释痰液,促进排痰。研究表明,气管切开患者如有干痂或血痂时用1.25%碳酸氢钠溶液稀释痰液效果最好,可使痰痂软化、痰液变稀薄,其湿化效果优于单用生理盐水,且能够减少患者因湿化液沉积而造成的不良反应。

3. 灭菌注射用水

灭菌注射用水属于低渗溶液且不含杂质,在临床被广泛应用于机械通气患者的气道湿化。其稀释能力强,适用于分泌物多且较黏稠患者,或者作为其他湿化药物的溶媒将药物调节至最佳治疗浓度。但长期使用可能导致细小支气管黏膜表面黏液超过气道对液体的清除能力,阻碍气体与呼吸道黏膜的接触,过度湿化,降低氧分压。

4. 其他药物湿化液

①布地奈德混悬液:当术后合并呼吸道炎症、水肿时,可酌情使用局部激素雾化,可抑制免疫反应和减少炎性介质的释放,控制喘息、咳嗽、咳痰等症状,减轻支气管黏膜充血,有助于促进创面愈合、消肿及镇痛。②α-糜蛋白酶:可以迅速降低痰液的黏稠度,使痰液稀释,易于吸出或咳出。临床上联合多种不同效果的药物进行气道湿化也较常见,如等比例的 α-糜蛋白酶和氯化钠溶液。对于气管切开术后气道湿化效果的评估应综合痰液黏稠度和湿化效果满意度,必要时可监测痰液的 pH 值。

四、临床病例

1. 病例摘要

(1)现病史 安某,女,57 岁,于 2019 年 10 月 6 日 18:00 因"心肺脑复苏后,气管切开后,肺部感染"入院。患者由平车推入病房，神志模糊，呼吸平稳，患者于 5 年前子宫手术后发生肺栓塞，缺血缺氧性脑病，心肺脑复苏，予气管切开。2 天前受凉后出现咳嗽、咳痰。无痰中带血，无恶心、呕吐、心慌、胸闷、呼吸困难、腹痛、腹胀、大小便失禁等，伴低热，无明显体重下降。

（2）既往史　既往有子宫肌瘤切除、肺栓塞、缺血缺氧性脑病史。否认高血压、糖尿病等，否认肝炎、结核等慢性传染病史，否认家族传染性疾病史，否认药物过敏史。

（3）入院查体　生命体征：T 36.2℃，P 72 次/分，R 18 次/分，BP 128/96mmHg。患者神志模糊，营养正常，双侧瞳孔等大等圆，直径 3.0mm，对光反射灵敏，听诊两肺呼吸音浊，可闻及干湿啰音，四肢肌力 1 级，四肢肌张力增强。鼻中隔左偏，双下鼻甲肥大，收敛差；肌张力增强，颈前气管切开套管在位。

（4）辅助检查　CT 示：脑动脉硬化，脑萎缩，两肺纹理见条索片絮影，考虑感染性病变；心电图示：窦性心动过速；彩超示：胆囊炎、胆囊结石；血生化示：总胆红素：68.7μmol/L，谷丙转氨酶 839U/L，谷草转氨酶 1101U/L，碱性磷酸酶 971U/L，乳酸脱氢酶 706U/L，钾 3.2mmol/L，凝血酶时间 9.4s。

2. 初步诊断及诊断依据

（1）初步诊断　①心肺脑复苏术后；②气管切开术后；③肺部感染。

（2）诊断依据　①患者因子宫手术后发生肺栓塞、缺血缺氧性脑病；②两肺纹理见条索片絮影，考虑感染性病变。

3. 诊疗计划

（1）积极完善相关检查，如血常规，肝肾功能检查等。

（2）给予静脉输液控制感染、补充液体、对症支持治疗，根据病情变化及时调整治疗方案。

（3）给予布地奈德＋硫酸特布他林＋吸入用异丙托溴铵溶液雾化吸入 tid。

第八节　雾化吸入疗法的临床应用新进展

一、诱导痰检

患者未用抗生素前，晨起时嘱其先漱口，于超声雾化器雾化杯中加入 4％的 NaCl 溶液 40mL，吸入高渗盐溶液，嘱患者漱口，用力咳出深部痰，取得需要的痰标本。在指导患者常规留取痰标本时，因患者自主留取的痰液质量无法保证，且痰液里混杂了黏液和上皮细胞，使得痰检的阳性率大大降低，而采用雾化诱导排痰技术可以使痰标本的合格率显著提升，比常规自然留痰的阳性检测率也更加准确，并且雾化诱导排痰的方法具有无创、简便、重复性好等优点，可获取高质量的痰液为检查之用，痰液的肿瘤细胞学检查阳性率明显高于传统的自然痰细胞学检查，值得在国内各级医院推广应用。

二、用于支气管镜（FB）检查

对患者施予雾化吸入利多卡因：把各雾化吸入装置连接至呼吸机喷雾管路中，对患者施予 2％的盐酸利多卡因，共 15mL，实施雾化麻醉，在雾化吸入共 20min 后，施予纯氧吸入，共 5min，开展纤维支气管镜检查。把雾化吸入利多卡因运用到开展纤维支气管镜检查的患者中，可以十分迅速地进行麻醉，让整个系统都得到密闭，不会对潮气量带来影响，操作十分简易，各麻醉药借助呼吸机实施送气与氧气驱动多重作用，被送至各个细末支气管，提升了麻醉药总体的沉积率。在 FB 检查中不需要再追加麻醉药，操作简便，省时间，同时麻醉药耗量少，也减低了麻醉药的副作用。而常规的鼻咽喷雾麻醉法因需手工向下喷雾，刺激气道平滑肌发生呛咳的概率增加，雾粒形成水滴从黏膜表面渗入气管又增加了气道的阻力，麻醉药多集中在咽喉中，进入气管、支气管的药液少，不能充分麻醉到支气管黏膜，故患者在插镜中容易出现呛咳、呼吸道分泌物增多。并且，这种麻醉方法使用时，为了达到声门段的开启效果，FB插入时需追加麻醉药的喷入，增加患者痛苦。在运用雾化吸入利多卡因后，能够得到良好且确定的麻醉效果，且降低了检查时的风险，减轻了患者的痛苦，值得推广。

三、高温雾化治疗肺癌

高温雾化是根据肺癌的特性将热疗与化疗及中药疗法融为一体的综合治疗方法。临床及实验研究发现，当肿瘤在 $42\sim45℃$ 的温度下，癌细胞会变性、坏死。利用超声技术将化疗药物及抗癌中药特殊处理，形成 $1\sim8\mu m$ 的微粒气溶胶，经处理加温，使其温度达 $42\sim45℃$，经口鼻吸入直接使药物到达肺癌病灶表面，肿瘤组织表面凹凸不平，吸入的气溶胶微粒容易附着，这些因素使抗癌药能高浓度长时间积聚于癌组织表面，提高其杀伤癌细胞的敏感性，同时热疗还可以增加化疗药物对肿瘤的杀伤作用。此方法集热疗、化疗、中药及局部治疗优点于一体，具有迅速抑制杀伤癌细胞、减轻癌负荷的作用，且无明显的副作用。如抗癌药物顺铂在高频加氧雾化吸入治疗肺癌过程中，因其主要聚积在支气管、肿瘤及区域淋巴结内，其中支气管顺铂含量为正常肺组织的 20 倍（周围型肺癌）、30 倍（中心型肺癌）；肿瘤及区域淋巴结顺铂含量为正常肺组织的 5 倍（周围型肺癌）、10 倍（中心型肺癌），其他器官组织含量甚微，与传统的静脉输注顺铂时药物主要沉积于肝肾等器官不同，高温雾化吸入可使药物的疗效显著提高并且对患者的毒副作用也更低。并且此法的操作方法简单，无须特殊昂贵的仪器设备，也有利于此法的推广。另外，对于肺癌的患者在应用此法时可以联合静脉化疗和放疗的方法进行治疗，有利于提高治疗的疗效。

四、治疗肺动脉高压

肺动脉高压（PAH）是一种由多种病因引起的一类病理生理综合征，主要特征为肺动脉压力和肺血管阻力逐渐升高，并伴有不可逆的肺血管重构，最终发展为右心衰竭而死亡。传统的治疗 PAH 药物能够改善患者症状，但不能延缓其发展进程。血管壁增生和重构所导致的肺动脉闭塞被认为是 PAH 发病的标志，PAH 发生过程中存在 Ras 同源基因/Rho 相关卷曲螺旋蛋白激酶（RhoA/ROCK）通路被激活，该通路通过直接影响平滑肌细胞的收缩，打破内皮衍生舒张因子与收缩因子之间的平衡，调控细胞生长基因表达，促进肺血管收缩和结构重建，参与 PAH 发病过程。目前针对 PAH 的治疗有雾化吸入前列环素及其类似物，如伊洛前列素、曲前列尼尔。前列环素 12（PG12）具有扩张血管和抑制血小板聚集、介导血管平滑肌舒张、扩张血管、降低肺动脉压力、减轻右心室肥大及肺血管病变、明显降低肺血管阻力、增加心脏指数的作用。传统的静脉注射 PG12 在降低肺动脉压的同时对体循环动脉压影响很大，且毒副作用明显，患者常出现头痛、眩晕、腹痛、流感症状、恶心呕吐及心律失常等症状，但吸入 PG12 具有明显扩张肺血管的作用而对体循环肺动脉压影响不大，并成功地用于处理不同类型的肺动脉局部发挥扩血管作用，而对体循环压无影响。

五、治疗肺源性心脏病临床观察

慢性肺源性心脏病（肺心病）的病理生理特点是肺动脉高压以及所致的右心衰竭，因此，在抗炎治疗的同时，积极降低肺动脉压，有助于缓解临床症状，但目前尚无有效地降低肺动脉压的理想药物。硝普钠是常用的血管扩张药物和外源性一氧化氮供体，一氧化氮（NO）能选择性地扩张肺动脉，降低肺血管阻力，从而降低肺动脉压。硝普钠为硝基化合物，是一种速效和短时作用的血管扩张剂，对动脉和静脉的平滑肌有直接作用。临床上常用以静脉滴注治疗高血压危象及左心衰竭。硝普钠结构中含有硝基基团，可与体内多种硫基反应，在血管平滑肌细胞、内皮细胞和血浆中形成不稳定的活性 S-亚硝酸基化合物，在谷胱甘肽 S 转换酶的参与下释放 NO，引起血管扩张。硝普钠是标准的 NO 供体。NO 是一种生物信息递质，是维持血管基本张力重要的生理调节剂，可调节心血管系统、神经系统和免疫系统功能，具有很强的扩张血管和稳定循环容积作用；并具有抗血小板聚集、抑制血管平滑肌增生等作用。其弥散进入平滑肌细胞，使平滑肌松弛，舒张血管而降低血压。Zwissler 等用 NO 吸入治疗肺动脉高压取得满意疗效。研究表明雾化吸入硝普钠浓度＜2.0g/L 时，可以选择性地扩张犬肺动脉高压模型的肺血管，降低其肺动脉压，而对平均动脉压、体循环阻力无明显影响。临床研究表明，雾化吸入硝普钠时肱动脉血压无明显变化，而间接地提示肺动脉压力的下降，并且未见全身血压的下降等副作用。表明硝普钠雾化吸入只在肺动脉局部发挥扩血管作用，而对体循环动脉压无影响。

六、治疗咯血

咯血是指喉部以下的呼吸器官（即气管、支气管或肺组织）出血，并经咳嗽动作从口腔排出的过程。咯血不仅可由呼吸系统疾病引起，也可由循环系统疾病、外伤以及其他系统疾病或全身性因素引起。咯血是内科常见的急症，必须迅速作出正确的处理，否则会危及患者的生命。对于咯血的治疗，在及时治疗原发病因的基础上，应用止血药物也是治疗成功的关键因素。咯血的治疗除病因治疗外，常应用止血药物进行辅助治疗，治疗咯血常应用垂体后叶素，垂体后叶素具有收缩支气管动脉、肺动脉的作用，是治疗咯血的传统用药。但高血压、冠心病、肺动脉高压、妊娠患者禁用。垂体后叶素易引起腹痛、腹泻、里急后重感、血压增高、胸闷、头痛等副作用，使用受到明显限制。而血凝酶是采用特异性亲和层析技术从巴西矛头蝮蛇蛇毒中分离和纯化的血凝酶，不含神经毒素，主要成分为巴西矛头蝮蛇巴曲酶和磷脂依赖性凝血因子 X 激活物。血凝酶可在血管破损处间接促进凝血酶生成，与此同时，作用于纤维蛋白原生成纤维蛋白单体和多聚体，在凝血酶作用下，纤维蛋白多聚体互相交联，聚合成纤维蛋白丝，交织成网，网罗血细胞覆盖在初级血栓及其邻近，从而起到止血作用。血凝酶对凝血酶原时间、部分活化凝血活酶时间、血小板均无影响，不会引起正常血管内凝血，无血栓形成风险。血凝酶可以多种途径用药，常用途径为肌内注射、静脉注射，也可以在出血局部直接应用，如手术创面直接应用、内镜下直视应用、腔内灌注等。随着近年来氧气雾化吸入在支气管哮喘、慢性阻塞性肺疾病中的广泛应用，吸入治疗的优点得到充分肯定。研究表明雾化吸入血凝酶治疗咯血与静脉注射血凝酶相比，雾化吸入治疗的止血效果更显著。由于雾化吸入血凝酶为局部治疗，随着患者吸气，血凝酶直接深入到支气管、细支气管和肺泡，直接作用于出血部位，局部药物浓度高，与静脉注射相比，能起到更快、更好的疗效，值得临床推广应用。

七、治疗低钾血症

对于各种原因不能口服和静脉补钾受限的患者，超声雾化吸入补钾是值得推荐的有效途径。将生理盐水 20mL＋10％氯化钾 20mL 雾化吸入 30min，能明显改善低钾血症。雾化吸入气道途径给药机制是肺的有效吸收面积达 $65m^2$，且血流量丰富，为人体毛细血管最丰富的器官，是药物吸收的良好场所。药物在肺的吸收与其他部位细胞膜的作用机制相似，当肺泡毛细血管的完整性受到破坏时（如休克、心力衰竭），其通透性增加，会增加药物的吸收程度。雾化吸入补钾的优点是能有效提高血清钾浓度，而对气道和肺组织无损害，疗效确切，安全，给药方便，无不良反应。但对有支气管哮喘、肺功能不全者禁用。

八、孕期哮喘用药

支气管哮喘是妊娠期妇女较常见的合并症。有研究显示，哮喘患者妊娠后约有 1/3 的患者病情加重，1/3 患者病情不变，1/3 患者病情减轻。妊娠合并支气管哮喘急性发作的病理变化机制还不是很清楚，由于妊娠期各种生化及生理改变都可能加速或恶化哮喘的病程，如妊娠期激素水平的变化，孕妇体内血游离皮质醇、组织胺酶及孕酮等激素的水平，胎儿或胎盘组织产生的一些易感物质导致 IgE 水平升高以及妊娠后期增大的子宫、哮喘未得到控制等均可使哮喘恶化，哮喘急性发作对孕妇及胎儿有较大的危害，故主张积极用药物控制哮喘，切忌因害怕药物对胎儿有影响而盲目减量或停药。治疗哮喘药物从作用机制上可分为抗炎药物和缓解药物两大类。糖皮质激素是目前治疗哮喘最有效的抗变态反应性炎症药物，目前吸入性糖皮质激素为控制支气管哮喘发作的首选药物。吸入激素的局部抗炎作用强，吸入给药，药物直接作用于呼吸道，所需剂量很小；通过消化和呼吸道进入血液后药物大部分被肝脏灭活，因此无糖皮质激素全身性不良反应，已得到证实。2008 年版 ACOG（American College of Obstetricians and Gynecologists）指南也推荐对于所有严重程度的持续妊娠哮喘患者，应当考虑将吸入性糖皮质激素（ICS）作为首选控制药物。目前有研究表明吸入性糖皮质激素布地奈德可应用于妊娠期妇女，对胎儿的生长发育无明显不良反应。β 肾上腺素受体激动剂选择性作用于 β_2 受体，具有直接扩张支气管平滑肌增加纤毛运动、降低血管通透性的作用，传统认为它是缓解哮喘症状的一线药物。沙美特罗替卡松粉吸入剂为一种新型控制支气管哮喘发作的药物，为吸入性糖皮质激素和长效 β_2 受体激动剂的合剂，这两者具有协同的抗炎和平喘作用，可获得相当于（或优于）应用加倍剂量吸入激素时的疗效，并可增加患者的依从性、减少较大剂量吸入激素引起的不良反应，对母、胎是否有影响目前未见有关报道。其被 FDA 划分为 C 类药。吸入性药物具有避免或减轻药物全身毒副作用的优点，因而是孕期哮喘用药的理想选择。妊娠合并哮喘患者应采取个体化的综合治疗方案，以吸入药物治疗为主，动态监测 PEF 值，避免接触各种过敏原和诱发因素。

九、治疗放射性口腔黏膜反应

口腔黏膜为复层扁平上皮，更新速度较快，具有较高的放射敏感性。放射性口腔黏膜反应是指放射治疗导致的口、咽部黏膜组织损伤。早期首先是照射部位发生毛细血管反应性扩张，局部充血，口腔黏膜上皮的基底层细胞发生变性，甚至是灶性坏死，黏膜下层出现水肿，白细胞浸润，毛细血管扩张及内皮细胞肿胀，唾液腺发生导管和腺泡扩张，其中充满黏液及一些急性变性或坏死的细胞，退行性变的腺泡包括核固缩，同时伴有间质的发病，出现中性和嗜酸性粒细胞及少数浆细胞的浸润。严重时口腔黏膜可发生广泛的上皮剥脱和出血，严重者可在出血处形成溃疡，溃疡下部坏死区不断扩大，坏死组织中常伴有细菌感染。咽壁和扁桃体有不同程度的水肿、出血、感染、坏死等。中医学认为，放射线是一种热性杀伤物质，热可以化火，火热之邪燥热，导致热毒过盛，耗气伤津，以致气滞、血瘀、热结，从而形成气阴两虚，热、瘀、毒互结的基本病机。针对这一病机特点，治则以清热解毒、活血化瘀为主。鱼腥草性微寒、味辛，能清热解毒；丹参具有化瘀止痛、活血通经等功效，两药配伍，能协同增强疗效，达到治疗目的。鱼腥草注射液是新鲜鱼腥草提取的蒸馏液，其有效成分为鱼腥草素、癸酰乙醛、月桂醛等挥发油，具有抗病毒、抗菌作用，明显抑制流感病毒、腺病毒和呼吸道合胞病毒以及肺炎球菌、金黄色葡萄球菌、淋球菌、大肠埃希菌等，并对病毒和细菌感染所致的发热有较强的抑制作用。抑制炎症时可使毛细血管通透性增加，具有明显的抗感染、消肿、镇痛作用，还能促进外周白细胞的吞噬功能，促进免疫球蛋白形成，增强机体免疫力。现代医学研究证明，丹参对黏膜损伤具有保护作用，机制可能是减少血栓 H_2 的形成，抗血小板凝集，降低血黏度，增加血流量，改善微循环。丹参还具有抗菌、清除内毒素作用。研究表明利用鱼腥草、丹参注射液合剂雾化吸入预防放射性口腔黏膜反应，使药物直接到达口腔黏膜，可起到温润、抗感染、镇痛、改善微循环、促进黏膜细胞修复的作用，效果良好。中药雾化吸入疗法是采用中药制剂，以雾化设备将药物雾化后产生雾滴，其微粒在 $5\mu m$ 以下，直接与口腔、咽部黏膜接触，很快被黏膜所吸收，使局部药物浓度增高，从而提高了局部的治疗效果，使患者放疗疗程按时完成，从而减轻患者痛苦，提高其生活质量和治疗效果。

十、治疗硅肺患者

硅肺，是肺尘埃沉着病中最为常见、进展最快、危害最严重的一种类型，是由长期吸入大量游离二氧化硅粉尘所引起，以肺部广泛的结节性纤维化为主的疾病。硅肺患者肺部容易出现纤维增生、间质炎症等情况，导致肺部容积下降、支气管变窄，且容易出现呼吸不畅、呼吸急促等情况。当前，临床上主要采用盐酸氨溴索治疗硅肺合并呼吸道感染，该药物作为一种常见的黏液溶解剂，进入人体后可刺激支气管，从而使得气管部位的黏液腺分泌出大量的黏多糖，以促进肺泡Ⅱ型细胞的合成，使得合成细胞分泌出大量的肺泡表面活性物质，在增加肺泡表面张力的同时防止肺不张与肺水肿，从而有效改善患者的呼吸状态。与此同时，盐酸氨溴索还能及时排出呼吸道内的黏稠分泌物，具有稀释痰液、促进排痰等效果，从而有效改善患者的呼吸道感染状况。雾化吸入作为一种临床常见的给药方式，具有诸多的优势与特点，吸入药物可直接到达病变部位，深入呼吸道及各级支气管，使药物起效时间快，且延长药物的半衰周期及提高血药浓度。同时，药物以雾化状态直接进入呼吸道，可有效减少药物的用量，降低了药物的毒副作用，这是传统口服给药所不具备的优势。雾化吸入治疗具有湿化气道、稀释痰液等特点，在呼吸道疾病治疗中具有较高的运用价值。因此临床一般采用超声雾化吸入治疗硅肺合并呼吸道感染。传统治疗方法以盐酸氨溴索雾化治疗为主，虽然能改善患者症状，但是不良反应发生率较高，降低了患者治疗的耐受性及依从性。氧气雾化吸入盐酸氨溴索治疗硅肺合并呼吸道感染患者能降低细胞因子水平，改善患者肺功能，降低不良反应发生率，值得推广应用。另外，硅肺患者经克矽平雾化吸入法治疗可使吸入肺内的硅尘排出量明显增加，并能保护吞噬细胞，使其免受硅尘的损害，减轻肺内纤维化病变的发展，因而可以降低死亡率。硅肺患者经本品治疗后，症状有不同程度的改善，胸部 X 线检查可见到大部分患者硅肺病变呈现稳定状态并停止发展。本品对早期硅肺有一定疗效，对急性硅肺疗效显著。

十一、在气管插管全麻术前诱导的应用

气管插管属于临床上的有创操作，插管后患者常出现咽痛、痰液黏稠难以咳出，易引发呼吸道感染。在临床进行气管插管过程中，反复插管很容易造成咽喉和气管轻微损伤，且在麻醉过程中管气囊容易压迫到人体气管，导致气管纤毛活动受到限制，造成患者咽喉和气管黏膜充血、水肿，使患者的呼吸道抵抗力和屏障作用明显下降，易出现咽干、咽喉疼痛，呼吸道分泌物在气管内形成难以咳出的痰痂，易引发呼吸道感染。目前雾化吸入法是临床上常用的祛痰、消炎方法，可以润滑气道，稀释呼吸道的分泌物，从而促进痰液排出，并可减少术后并发症的发生，其具有安全性高、毒副作用少、性价比高等优点。临床研究显示采用氧气驱动雾化吸入，给予由庆大霉素、糜蛋白酶以及地塞米松等药物所组成的雾化吸入液，具有显著抗感染、稀释痰液以及减轻水肿的作用。氧气驱动雾化吸入的优越性在于可以使用高压纯氧将药物喷成气雾颗粒状，在雾粒表面可以携带很多氧，在雾化吸入过程中患者可以持续得到充足氧气供应，提高其血液的含氧量，从而改善其缺氧症状，且吸入的药物可以直接作用于患者的咽喉、气管以及支气管部位，可有效消炎、消肿以及稀释痰液，从而改善患者通气功能。另外氧气驱动雾化操作简单，每人均可使用 1 套吸入装置，从而可有效避免交叉感染。应用雾化吸入器将局麻药雾化施行表面麻醉，可获得满意的插管表面麻醉效果，诱导操作步骤简化、表面麻醉完善、声门显露清楚。插管后即予静注咪达唑仑，可使患者产生不同程度的逆行性遗忘，故不会遗留任何不愉快的回忆；同时对心血管系统的影响甚微。因此，适用于一些高龄、休克及急性创伤的

患者。雾化吸入局麻药表面麻醉插管是一种安全有效的表面麻醉方式。

十二、治疗糖尿病

糖尿病与肿瘤、冠心病是当下社会中威胁人类健康的三大主要疾病，作为非传染性疾病，其发病与生活习惯、饮食习惯、运动情况等均存在密切关系，且可能在不同因素的作用下导致相关并发症的发生，因此该类疾病的治疗成为临床研究的热点所在。糖尿病属于人体代谢性疾病，目前临床尚未研究出有效的药物可使得糖尿病患者得到康复，因此长期的外源性胰岛素补充仍然是糖尿病治疗的主要方式。雾化吸入胰岛素是近年来治疗糖尿病的新型方法，胰岛素的雾化吸入方式区别于传统的皮下注射和口服用药，其主要是通过专用的器械将胰岛素药物溶于对应介质，以雾化的方式随着患者呼吸进入到其气管和肺部，这一过程的实现依赖于人体肺部的生理解剖基础，因为人体肺部的吸收面积往往可达到 $65m^2$ 左右，加之肺泡的通透性较高且含有丰富的血流，因此能够使得该用药途径使用的药物得到快速吸收。与常规的皮下注射胰岛素相比，雾化吸入胰岛素存在诸多优势，①降糖效果好：雾化吸入胰岛素的代谢方式和静脉用药相似，因此能够减少肝脏对葡萄糖的摄取，故而可增加非肝组织对葡萄糖的代谢，这使得用药效果得到一定程度的提升；②胰岛素释放恒定、起效快：雾化吸入胰岛素治疗，一般从吸入开始计时，在此后的 $10\sim20min$ 之间可陆续发挥出作用，其达到峰值的时间则大约为 $45min$；这与目前皮下注射胰岛素的起效时间比较显著加快，而雾化吸入受到药代动力学影响，其药物浓度峰值会在一定时间内保持恒定，因此药物的释放更加稳定，利于患者血糖水平的有效控制；③其他：部分研究指出雾化吸入胰岛素可能会降低患者低血糖的发生率，这与药量恒定存在一定关系，但是具体结果仍需进一步研究获得准确数据，此外雾化吸入胰岛素还具有携带方便、用药痛苦小等优势。国内目前尚未对胰岛素的吸入用药展开报道，国外则出现相继研究和报道，美国食品药品监督管理局、欧洲医药评价署将胰岛素雾化吸入装置批准应用于 1 型糖尿病和 2 型糖尿病患者的治疗中，现阶段临床胰岛素的给药途径仍然以传统的肌内注射或皮下注射为主，这使得用药的便捷性受到一定限制，同时在长期给药过程中，可能导致患者出现皮下脂肪萎缩、局部硬结、局部疼痛等现象，带给患者额外的不适及伤害，因此临床一直积极寻求其他代替性给药途径。目前临床在胰岛素的注射用药工具上虽然取得了一定的进展，减轻了患者的痛苦，但是应用价值仍然无本质变化和改进。而人体的肺泡壁有着广大的吸收面积和通透性，能够将生长激素、胰岛素和促黄体生成素释放激素等成分直接吸入到血液之中，故而临床将研究的重点开始向该方面进行转移。雾化吸入胰岛素有望成为临床治疗糖尿病的新型手段，为更多的糖尿病患者带来福音。

十三、抗血栓形成

1935 年肝素作为抗凝药物首次应用于临床，国内外均有动物和人体试验表明低分子肝素钙超声雾化吸入后，很快被吸收并储存于肺泡巨噬细胞内，然后缓慢释放到血液中，在血液中保持低浓度，使血液呈中度低凝状态，一次吸收入血的量不多，且肝素的半衰期短，易于从循环中清除。低分子肝素钙雾化吸入时可使凝血酶原时间及凝血酶时间均延长，但不超过正常值的 1.5 倍，说明低分子肝素钙雾化吸入能起到抗凝作用，既不会产生系统出血，也不会刺激气道而加重气道痉挛。虽国内外已开展动物和人体试验证实雾化吸入抗凝药物可以防血栓形成且能减轻全身炎症反应，不良反应少，但试验结果数据非常有限，且吸入抗血栓药物在临床应用的有效性和安全性依然存在争议，并未在临床得到广泛应用，临床应用效果也待进一步证实。但以雾化形式吸入抗凝药物较皮下注射方式而言，雾化能减轻患者长期注射痛苦且雾化治疗所需剂量较小、起效迅速。雾化吸入抗凝药物对一些呼吸系统疾病患者的肺功能恢复、控制炎症反应有一定效果，有望减少住院时间，值得推广此方面的研究和临床应用。

十四、在眼部疾病中的应用

雾化形式给药，雾化后分子量更小、易于吸入、易被眼表吸收，直达病所，局部药物浓度高，直接作用于眼周围，刺激眼睛分泌泪液，且副作用较小。由于雾化气的温度与体温非常接近，对眼睛的刺激甚微，作用柔和，患者感觉舒适。根据临床观察，超声雾化药物导入持续时间长，既能弥补滴眼液在结膜囊作用时间短易被泪液稀释的不足，又克服了传统中医外治热湿敷无法利用药物直接渗透至病变角膜组织起作用的缺点，因而是眼局部用药安全、持久、平稳的有效疗法。眼部疾病雾化治疗目前已广泛应用到眼科临床，既可单独使用促进局部炎症的消退、加速组织修复，又可联合针灸、按摩等中医非药物疗法，在干眼症、角膜炎、结膜炎、眼睑疾病和弱视斜视等治疗方面取得了显著的成绩，但在眼底病和神经眼科学方面未见涉及，而且眼部雾化疗法虽应用多年，但安全性评价研究较少且缺乏统一的治疗标准，规范应用仍有待商榷和研究。

（一）眼睑疾病

眼睑疾病为发生于眼睑部位的疾病，为全身疾病的一部分或为局部疾病，发病部位在皮肤、睑腺、睫毛、肌肉等，包括眼睑的炎症、外伤、肿瘤，以及眼睑的内、外翻，上睑下垂，眼睑先天性畸形等。睑腺炎是眼表的常见疾病，是一种眼睑腺体急性、痛性、化脓性、结节性炎症病变。常规治疗为早期抗生素点眼联合热敷，但只有少数患者炎症可吸收，大多数患者仍需切开排脓，特别是幼儿，为临床治疗带来不便。临床常规治疗联合中药超声雾化治疗可减轻局部睑缘及结膜充血溃烂、刺痒和灼痛感，使硬结明显变小，局部分泌物减少。睑皮肤过敏性炎症又称为接触性皮炎，主要表现为眼睑湿疹，是眼睑对刺激性物质引起的变异性炎症反应，联合雾化可见眼睑皮肤丰富的血供能快速地吸收雾化产生的气溶胶颗粒，大大提高疗效。

（二）干眼

干眼包括干眼症和干眼病。干眼病又称角结膜干燥症，是指由任何原因引起的泪液质、量或动力学异常引起泪膜稳定性下降，而导致眼部不适症状及眼表损害的一类疾病。较干眼症而言，干眼病患者不仅具有干眼的症状，且有体征及眼表损害，主要表现为干涩感、异物感、视疲劳、眼痒、眼红、畏光等。雾化治疗能保持恒定温度和湿度，药物浓度在干眼治疗方面应用较多。研究表明常规药物联合雾化疗法较单纯点人工泪液能显著提高泪液分泌量和延长泪膜破裂时间。使用雾化治疗干眼免去了患者多次点眼的麻烦和长期点眼造成的依赖性或副作用，且雾化方法灵活多变，既可单纯中药或西药雾化治疗，又可以联合它药，都具有较好的疗效。

（三）结膜疾病

结膜疾病以结膜炎最多见，其次为结膜干燥症、滤泡症、翼状胬肉、睑裂斑、结石等。结膜炎是结膜组织在外界和机体自身因素的作用下而发生的炎性反应的统称。虽然结膜炎本身对视力影响并不严重，但是当其炎症波及角膜或引起并发症时，可导致视力的损害。结膜炎由感染、过敏及环境刺激物等引起，使用常规药物联合超声雾化较使用常规药物点药效果更佳。结膜疾病常见且多变，雾化疗法的应用能显著改善患者眼部症状，提高治疗有效率，降低并发症，具有较高的临床应用价值。

（四）角膜疾病

角膜位于眼球前面，质地透明，表面光滑无血管，直接与外界接触，易受损伤和感染，因而角膜疾病较为多见，也是致盲的重要原因。角膜疾病多见于 3 岁以下的儿童，常为双眼受累，此外还有结核、梅毒所致角膜基质炎等。中药雾化疗法能缩短角膜疾病的病程，缓解局部刺激症状，无论是对感染性角膜炎还是术后角膜水肿反应都具有较好的疗效。超声雾化疗法是把雾化器超声声能作为动力，利用超声振动将中药雾化成极小微粒，从而破坏了药物的表面张力，提高角膜渗透性，使药物直接渗透至病变角膜，有效提高药物的生物利用度，增加眼表停留时间。近年来的研究发现，用中药超声雾化眼浴疗法治疗单纯疱疹性角膜炎的效果确切，而且该疗法现已在此病的临床治疗中广为应用。

（五）眼外伤

任何机械性、物理性或化学性的外来因素作用于眼部，造成视觉器官结膜和功能的损害统称眼外伤。采用氧气雾化眼罩联合雾化液治疗眼外伤如急性期眼表烧伤、角结膜热烧伤、角结膜化学伤、外伤性前房积血、玻璃体积血、视网膜震荡、角膜修补术后角膜水肿等效果显著。

（六）屈光不正

屈光不正是指眼在不使用调节时，平行光线通过眼的屈光作用后，不能在视网膜上形成清晰的物像，而在视网膜前或后方成像。它包括远视、近视及散光。使用超声雾化熏眼治疗可以促进儿童眼球调节能力，可运用在治疗轻度远视性儿童的调节性近视，提高裸眼视力；还可在斜视手术后通过超声雾化熏眼尽快减轻眼部充血和水肿，促进术后康复。

第三章

雾化吸入疗法的护理

第一节　家庭雾化吸入和社区雾化吸入

一、家庭雾化吸入

（一）背景

随着环境逐渐恶化，空气污染愈发严重，以及流感病毒的肆虐，部分免疫力低下人群如老人或儿童等容易患呼吸道疾病，而在家做雾化无须奔波医院，可避免交叉感染；患儿在熟悉的环境中进行治疗，能更好地配合大人，避免因恐惧而哭闹；而且家庭雾化器价格低廉，携带方便，操作方便，可随时随地雾化，受到了许多患者的钟爱，家庭雾化治疗已逐渐成为一种趋势。

（二）家庭雾化的适用范围

① 免疫力低下易患病者。

② 哮喘的长期治疗：主要选择重症、初治、控制水平差的患者，尤其是婴幼儿。

③ 毛细支气管炎：尤其是易发展成哮喘的高危患儿。

④ 重症肺炎支原体肺炎：主要是恢复差的患者。

⑤ 慢性肺疾病：如闭塞性细支气管炎等。

（三）家用型雾化器的选择及其使用

1. 家用型雾化器的选择

一般选择小容量雾化器，常用的家庭雾化器主要有三种：压缩式雾化器、超声波雾化器和网状雾化器。理想的家用型雾化器要求体积小、噪声低、出雾速度快、携带及使用方便，目前家庭最主要使用的是压缩式雾化器。

不同年龄与不同病情的患者，对于雾化器喷头的选用也有所不同。对于年幼儿或病情较重的患者，面罩式喷头可更好使药物到达呼吸系统所有区域，而对于轻、中度病情的患者，口含式喷头可使药物更多地沉积在呼吸道深部。药物对患者的面部及眼睛有刺激，因此选择密闭性较好的面罩可减少这种刺激，而且还可以增加气溶胶的输送量。

2. 家用型雾化器的使用

下面介绍一种家庭压缩式雾化器的具体使用步骤（图 3-1）。

（1）连接雾化器和电源适配器，将电源适配器的插头插入电源插座。

（2）打开雾化杯并根据医嘱注入生理盐水和药物，适当的药液量约为 2～5mL（药液过少则无法将药液吸上来，也无法进行雾化；药液过多将导致药液雾化的部分被药液覆盖，进而无法雾化）。具体操作见图 3-1(a)、图 3-1(b)。

（3）将雾化杯与雾化面罩连接，雾化导管一端与雾化杯连接，另一端连接雾化器出气口。具体操作见图 3-1(c)、图 3-1(d)。

（4）通电后按下开关键，进行正常雾化。具体操作见图 3-1(e)、图 3-1(f)。

（四）家庭雾化的健康指导

① 患者选择在家做雾化时，不可擅自滥用和配制药物，一定要根据病情在医师或是药师的指导下用药，药物要选择专用的雾化剂型。

② 选择喷出雾化颗粒的大小集中在 $1～5\mu m$ 之间的正规雾化装置，患者或家属需要仔细研读安装及使用说明书，以便于后续对管路、喷雾器及面罩（或口含器）进行正确组装及使用。同时在设备正式使用前，应该使用空气吹 3～5min，以减少异味及管道残留物，以免残留物和异味刺激患者呼吸道，引发疾病。

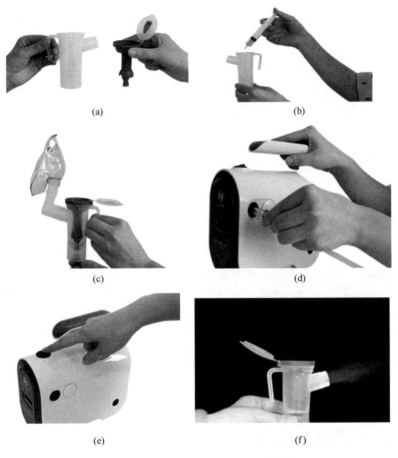

(a) (b) (c) (d) (e) (f)

图 3-1 家庭压缩式雾化器使用步骤

③ 雾化前将药物按医师处方正确配比加入雾化器中,每次雾化用量为 2~5mL,控制一次雾化时间在 10min 左右（5~15min 皆可接受）,若药物容量不足或雾化时间太短暂,可用生理盐水予以适当稀释。

④ 注意面罩与脸部保持适当的严密性,这样不仅可以增加气雾被吸入的量,而且可以降低雾化药物进入眼睛的风险。

⑤ 雾化过程中如果患儿发生哭闹,应选择暂停雾化,待患儿安

静后再继续雾化治疗。因哭闹吸气短促，雾化的药物微粒几乎无法被传送到肺部，大部分吸入的药物微粒主要以惯性运动方式留存在口咽部，然后被吞下，可能会增加药物毒副作用。

⑥ 面罩专人专用，应定期消毒和更换雾化面罩或咬嘴以尽量减少污染。每次治疗后，雾化器（仪器表面、雾化面罩/咬嘴等）应进行清洗消毒。使用过的雾化器罐应先用自来水清洗干净，然后浸泡在每升含500mg有效氯的溶液中30min，浸泡消毒结束后在自来水下冲洗雾化罐表面的有效氯，然后将雾化罐晾干备用；雾化器螺纹管和喷嘴原则上也只能使用一次。

⑦ 雾化过程中应密切关注患者，如出现面色苍白、青紫、呼吸急促，应立即停止雾化，严重者应立即就医。同时，还要注意是否有呛咳和支气管痉挛或呼吸困难等不适症状或不良反应。因为雾量过大、雾化吸入时间过长、水分过多或应用对呼吸道有刺激或过敏的药物时，可能引起支气管痉挛、急性肺水肿或其他不适。

⑧ 在治疗前的30min内，避免患者进食过多，尤其是对于儿童。这样可以避免雾化过程中，因为哭闹而产生的呕吐、恶心等不适症状。口腔的分泌物以及食物残渣可能会妨碍到雾滴的深入，因此在吸入之前要及时对其进行清理，为治疗营造一个良好的口腔环境。雾化尽量选择在餐前进行，有助于雾化后痰液排出，进食情况下，饭后1h再进行雾化。

⑨ 在进行雾化治疗时，难免会造成面部药物吸附，患者如果在治疗前涂抹油性面霜，则会造成更多的药物在面部吸附，造成药物浪费，治疗效果减弱。

⑩ 在幼儿进行治疗时需要注意，幼儿的喉组织发育不完善，为避免给幼儿造成不适，需要让幼儿循序渐进地接受雾化治疗。比如在治疗刚开始时，将面罩与患儿保持一定距离，大约6～7cm左右，然后逐渐缩短距离，最后再将口罩紧贴口鼻部，减轻冷空气对气道的刺激，让患儿逐渐适应雾化液的温度。选择坐位进行雾化，以利于药物通过呼吸道到达并沉积在终末支气管及肺泡发挥作用。对于身体不便

不能坐着或者是年龄过小无法以坐姿进行雾化的患者，可以抬高患者的头部，或是半坐卧进行治疗。

⑪ 雾化后及时漱口，清洁面部和鼻腔，减少药物在口鼻、面部的残留和喉咙的不适感。雾化后对耐受者还可通过叩击背部、电动排痰、呼吸操等方式提高雾化效果。

⑫ 药物打开后只能使用 1 次，不推荐超过 6h。在治疗结束后，对于没有使用完的药物，根据药物的说明或是医生的建议进行保存，一般而言药物常温保存即可，无需冷藏。同时对于已经开封的药物，要尽快使用，最好是在 24h 内使用完毕，避免药效的降低。

⑬ 医务人员要通过通信设备定期让患者反馈在家雾化情况，指导患者正确雾化。

家庭雾化虽然方便，有诸多优点，但依然不能替代正规治疗，如果没有正确使用和遵医嘱用药，可能会造成一些危害，所以当有疑问时，请到专业的医院就诊和询问医生，特殊病种不适合家庭雾化时，请及时就医，以免耽误治疗。

二、社区雾化中心

由于雾化的优点和普及，除了家庭雾化和医院雾化，许多社区卫生服务中心也纷纷建立了雾化中心及专门用于雾化吸入治疗的病室，便于居民的长期雾化治疗，省去了患者去大医院排队的烦恼，并且雾化中心有专业的医师指导，免去了患儿和家属在家庭雾化的担忧。

（一）雾化中心的建立

雾化中心的雾化室相邻诊室或附近有诊室，雾化室设计应具有一定的前瞻性，以开展规范、安全、有效雾化吸入治疗为原则，提供优质的诊疗和护理服务。遵循洁污分开原则，在雾化室有相对的配药区域，配置必要的治疗盘、注射器、免洗液、医疗废弃物收集桶、锐器收集桶等。采用单独卡位设计，目的是防止交叉感染。许多社区建立的智能化儿童雾化室的墙壁贴上了许多可爱的剪贴画，配备动漫视频播放器，减少患儿对雾化治疗的抗拒，令患儿能更好地配合雾化治疗。雾化系统一般采用射流雾化技术，选择空气压缩泵/中央压缩氧气（空气）做动力的雾化系统，气动雾化杯的供气气压为 190～220kPa、流量为 6～8L/min，墙壁式中央供氧系统终端压力一般为 450～500kPa，钢瓶用氧气压力最大可达 1500kPa。

（二）工作人员要求

每一所社区卫生服务中心，至少配备 1 名全科（或儿科）医师和 1 名专职护士，负责雾化室日常工作。

1. 医师要求

（1）上岗要求　全科（或儿科）医师要经过儿童哮喘管理培训、考核，经医联体上级单位或者质控管理单位考核上岗后才具备资质；要求全面掌握不同雾化药物适应证、禁忌证，药物药理知识和药品选择配伍、给药方式、给药时机、剂量调整等专业知识，并有预防和处理药物不良反应的技能。

（2）医师职责　全面负责儿童哮喘的规范化诊断和治疗；儿童哮喘紧急情况处理；向患儿家属进行疾病知识宣传和强调定期随访重要性，指导患儿家属掌握自我管理方案，建立患儿档案，定期随访；监督指导雾化室护士工作，制订雾化室工作流程。

2. 雾化室护士要求

（1）素质要求　护士应经过培训和认证，掌握雾化治疗的基本理论和操作，指导患儿及家属正确使用吸入装置，并对患儿进行疾病知识宣传，登记患儿信息，定期随访。

（2）护士职责　为患儿提供就诊指导，正确实施雾化治疗，观察雾化治疗过程中患儿的病情变化；指导患儿正确使用吸入装置，向患儿及家属进行吸入装置宣教和生活指导；整理患儿信息，电话或微信定期随访，推送哮喘科普公众号等。

(三) 雾化药物配备

根据机构情况，可选择配备多种雾化药物，如布地奈德雾化混悬液（吸入性糖皮质激素）、硫酸特布他林雾化液（β_2 受体激动剂）、吸入用异丙托溴铵溶液（抗胆碱能药物）等。

(四) 管理

(1) 有完备的规章制度和流程：

① 有符合院感管理要求的医院感染控制制度与程序，实施措施到位，有记录。

② 有工作制度和流程，制定诊疗规范，掌握适应证。

③ 有规范的雾化治疗单（推荐电子申请单）。

④ 明确雾化治疗单中各项（雾化/耗材/药物）收费标准。

⑤ 制定简捷的就诊流程，有应急流程方案。

(2) 有相关设施、设备保养及维护记录。

(五) 质量控制

① 由社区卫生服务中心具备资质的质量控制人员组成质量与安全管理团队。

② 有质量与安全管理核心制度、岗位职责与质量安全指标。

③ 落实全面质量管理与改进制度，按规定开展质量控制，并有记录。

④ 有非处罚性不良事件与缺陷报告制度、程序，能执行。

⑤ 相关人员知晓本岗位履职的要求。

(六) 雾化过程管理

1. 雾化前

合理安排雾化时间，评估患儿当时状况是否适宜进行雾化治疗，指导患儿及家属做好雾化体位及呼吸道准备。

2. 雾化时

由护士负责正确实施雾化治疗，观察雾化治疗过程中患儿病情变化。雾化时严格控制好吸入流量，对年龄小或重度哮喘的患儿雾气量不宜太大。对心肾功能不全者，注意控制雾化时间，以免过量吸入导致水钠潴留。

3. 雾化后

吸入治疗后协助患儿清洁面部、眼睛，保持口腔清洁。同时指导和协助患儿拍背、排痰，观察患儿面色、呼吸变化，有无气促、呼吸困难等症状。注意观察药物不良反应。指导喷雾器的清洁、消毒与保管。在潮湿及寒冷天气时，患儿应避免在吸入治疗后立刻外出，以免受凉。

4. 应急管理

雾化过程中须严密观察患儿的面色、呼吸情况，如发现频繁咳嗽、气促或恶心、呕吐症状时，应立即停止雾化吸入，然后采用间断吸入的方法；如有呼吸困难、面色发绀、心率加快等症状时，应立即停止雾化吸入，迅速予侧卧、吸痰、吸氧。

（七）社区雾化患者健康教育

① 告知患儿及家属在治疗前的30min内避免进食过多，吃饭情况下，饭后1h再进行雾化。

② 告知患儿及家属如何正确雾化，采取坐位待雾化器出雾后，用嘴吸入雾气，鼻子呼气。

③ 患儿雾化之前避免涂抹油性面霜。

④ 告知患儿及家属雾化的目的及作用、有可能产生的副作用。

⑤ 告知患儿及家属如果发生不适如心跳加快、手抖等要及时告知医务人员，便于及时处理。

⑥ 告知患儿及家属雾化之后应如何正确地叩背、漱口、擦洗面部等。

第二节　雾化吸入的常见并发症及处理

一、过敏反应

1. 发生原因

对雾化吸入药物本身过敏或由于个人体质引起雾化过程中皮肤过敏等。

2. 临床表现

在雾化吸入的过程中患者出现喘息，或原有的喘息加重，全身出现过敏性的红斑并伴全身寒战，较少会出现过敏性休克。

3. 预防及处理

① 操作前询问患者有无药物过敏史。

② 患者出现临床症状时，立即停止雾化吸入，保留雾化器内的药液送检，并报告医生。

③ 建立静脉通路，协助医生进行治疗，应用抗过敏药物，如地塞米松等。

④ 密切关注患者生命体征的变化，若发生过敏性休克时应当积极进行抗休克治疗。

4. 应急处理流程

评估→初步判断→停止雾化→通知医生→建立静脉通道→遵医嘱用药→观察病情变化→记录。

二、感染

1. 发生原因

① 最常见的是雾化器消毒不严格，雾化治疗结束后没有将口含

嘴、治疗罐及管路及时清洗和消毒。

② 老年体弱的患者由于自身免疫功能减退，长期应用抗生素雾化吸入，可诱发口腔的真菌感染。

2. 临床表现

① 雾化消毒不严格引起的感染主要是肺部感染，表现为不同程度的高热；肺部听诊有啰音；肺部 X 光片有炎症的改变，痰细菌培养可见细菌生长。

② 如为患者自身免疫力下降引起的口腔感染，则多为真菌感染，舌头和口腔内壁可能会出现乳黄色或白色斑点；患者自觉口腔疼痛，甚至拒绝进食。

3. 预防及处理

① 每次雾化结束后，将雾化罐、口含嘴及管道及时用清水洗净消毒，晾干后备用。

② 口含嘴最好专人专用，如行氧气雾化治疗，雾化器专人专用，每天更换。

③ 如口腔真菌感染需注意口腔卫生，加强局部治疗，可用2％～4％碳酸氢钠溶液漱口。

④ 给予清淡易消化、富含维生素的食物。

4. 应急处理流程

评估→初步判断→通知医生→遵医嘱抗感染治疗→监测体温→观察病情变化→记录。

三、呼吸困难

1. 发生原因

① 由于黏稠的分泌物具有吸水性，长期积聚在支气管内的黏稠分泌物因雾化吸入吸水后膨胀，使原来部分堵塞的支气管被完全堵塞。

② 雾化吸入水分过多，引起急性肺水肿的发生，导致了呼吸

困难。

③ 雾化吸入时间较长使机体处于慢性缺氧状态，组织细胞代谢障碍，供给肌肉运动的能量不足。

④ 高密度均匀气雾颗粒可分布到末梢气道，若长时间吸入可引起气道湿化过度或支气管痉挛而导致呼吸困难。

⑤ 药物过敏或雾化药物刺激性大导致支气管痉挛。

2. 临床表现

雾化吸入过程中出现胸闷、呼吸困难、不能平卧、口唇及颜面发绀，表情痛苦，甚至烦躁，出汗等。

3. 预防及处理

① 选择合适的体位，让患者取半卧位，以使膈肌下降，静脉回心血量减少，肺淤血减轻，增加肺活量，以利于呼吸。

② 持续吸氧，以免雾化吸入过程中血氧分压下降。

③ 加强营养。

④ 选择合适的雾化器。

⑤ 对于某些患者，如慢阻肺的患者或哮喘持续状态的患者，湿化量不宜太大。

⑥ 控制雾化吸入的时间，及时清理呼吸道痰液，以免气道堵塞。

4. 应急处理流程

通知医生→停止雾化→吸氧→叩背→必要时吸痰→严密观察病情变化→记录。

四、缺氧及二氧化碳潴留

1. 发生原因

① 超声雾化吸入雾的冲力比空气中氧的冲力大，加上吸入气体含氧量低于正常呼吸，容易导致缺氧。

② 超声雾化液滴的温度低于体温，大量低温气体的刺激，使呼

吸变得浅促。

③ 大量雾滴短时间内冲入气管，使气道阻力增大，呼吸变得浅促，呼吸末气道内呈正压，二氧化碳排出受阻，造成缺氧和二氧化碳潴留。

2. 临床表现

① 胸闷、气短等。

② 呼吸浅快、皮肤黏膜发绀、心率加快、血压升高。

③ 血气分析示氧分压降低，二氧化碳分压升高。

3. 预防及处理

① 雾化吸入治疗前对患者的病情进行评估。

② 使用以氧气为气源的氧气雾化吸入，在进行氧气雾化吸入时适当加温，避免因吸入低温气体而引起气道痉挛，吸入时氧流量 6～8L/min。

③ 对于缺氧严重者雾化的同时给予吸氧。

④ 由于婴幼儿的喉及气管组织尚未发育成熟，呼吸道的缓冲作用相对较小，应给以面罩雾化吸入。

4. 应急处理流程

通知医生→停止雾化→吸氧→叩背→必要时吸痰→严密观察病情变化→记录。

五、呼吸暂停

1. 发生原因

① 雾量过大使整个呼吸道被占据，氧气不能进入呼吸道而导致缺氧状态。

② 大量低温气体突然刺激呼吸道。

③ 蛋白溶解酶的应用和气体湿度增加使气道内黏稠的痰液溶解和稀释，体积增大，如不能排出，可造成气道堵塞。

④ 患者对抗菌药物过敏，吸入抗菌药物时引起患者发生支气管痉挛。

2. 临床表现

雾化过程中突然出现呼吸困难，皮肤、黏膜发绀，严重者可导致呼吸、心跳暂停。

3. 预防及处理

① 使用抗菌药物或生物剂量雾化吸入前应详细询问患者过敏史，雾化吸入过程中要严密观察，防止因过敏引起支气管痉挛。

② 正确掌握超声雾化吸入的操作规程，首次雾化或年老体弱者先用低挡，待适应后再逐渐增加雾量。

③ 超声雾化前将机器预热 3min，氧气雾化吸入时可在雾化器外用热毛巾包裹，避免低温气体刺激气道。

④ 出现呼吸暂停及时予以呼吸气囊加压给氧，心搏骤停者行心肺复苏。

4. 应急处理流程

通知医生→立即停止雾化→建立静脉通道→遵医嘱处理→观察病情变化→记录。

六、呃逆

1. 发生原因

① 超声雾化吸入时，吞入的大量气雾颗粒通过食管刺激膈肌。

② 气雾颗粒刺激迷走神经、膈神经，反射性或直接诱发膈肌痉挛。

2. 临床表现

呃逆是一侧或双侧膈肌的阵发性痉挛，伴有吸气期声门突然关闭，发出短促的特别声音。患者可出现顽固性呃逆。

3. 预防及处理

① 雾化时雾量可适当调小。

② 发生呃逆时，可在患者胸锁乳突肌上压迫膈神经或饮冷开水200mL，亦可颈部冷敷。

③ 经上述处理无效者，可服用丁香柿蒂汤缓解症状。

4. 应急处理流程

评估→初步判断→停止雾化→对症处理→观察病情变化→记录。

七、哮喘发作和加重

1. 发生原因

① 患者对所吸入的某种药物发生过敏反应。

② 原有哮喘的患者，吸入低温气体诱发支气管痉挛。

③ 哮喘持续状态的患者，因超声雾化气体氧含量较低，缺氧而诱发病情加重。

2. 临床表现

雾化吸入过程中或吸入停止时，患者出现喘息或喘息加重，口唇颜面发绀，双肺听诊有哮鸣音。

3. 预防及处理

① 哮喘持续状态的患者行雾化吸入时雾量不宜过大、时间不宜过长。

② 雾化时雾化液适当加温。

③ 一旦发生哮喘立即停止雾化，予以半坐卧位并给予吸氧。

④ 保持呼吸道通畅，及时清理气道分泌物。

⑤ 密切观察病情变化及使用解除支气管痉挛药物。

⑥ 经上述处理病情不能缓解、缺氧严重者，应予气管插管，人工通气。

4. 应急处理流程

通知医生→立即停止雾化→遵医嘱给药→采取合适体位→给予氧气吸入→建立静脉通道→监测血氧饱和度→缺氧严重者行气管插管→

观察病情变化。

第三节　雾化吸入的注意事项及误区

一、雾化吸入的注意事项

1. 气溶胶相关注意事项

雾化器输出气溶胶，其相关不良反应主要包括感染、气道高反应等。气溶胶相关的感染包括雾化器和吸入药物的污染以及病原菌在患者间的传播；气溶胶通常是冷的、高浓度的，均易诱发患者出现气道高反应，特别是有肺部疾病史的患者。气溶胶相关注意事项：①储存药液的雾化器及呼吸管道、雾化面罩等应及时消毒、应该每位患者一个（套），专人专用。②尽量使用单一剂量药物，以避免多剂量药物开瓶后的储存及使用均存在的污染风险。③进行雾化治疗时，操作者需在治疗前后洗手，减少患者间病原菌的传播。④治疗过程中需密切观察患者，防止气道痉挛的发生。⑤机械通气的患者进行雾化治疗时，建议在呼吸机的吸气端连接过滤器。⑥在雾化吸入的呼气端开口放置雾化过滤器，有助于保护空气环境避免受药物等污染。

2. 雾化吸入过程中的注意事项

雾化吸入过程中部分患者可出现口干、恶心、胸闷、气促、心悸、呼吸困难、血氧饱和度下降及雾化器咬口的摩擦对口角等皮肤黏膜的损伤等不良反应。这些不良反应中，部分可能与药物的直接作用有关，部分可能与过度通气等有关，需甄别对待。相关注意事项：①教会患者正确的吸入方法，应作深吸气，使药液充分到达支气管和肺内。②雾化吸入半小时前尽量不要进食，避免雾化吸入过程中气雾刺激气道，引起呕吐，雾化完后 20～30min 再进食。吸入前要清洁口腔，清除口腔内分泌物及食物残渣。③雾化时间通常需要 10～

15min，不要中途停止，以免影响治疗效果。如果患者剧烈咳嗽，可以暂停吸入，帮患者拍背或喝一些水，等咳嗽缓解后再继续。④吸入后应漱口，防止药物在咽部聚积；用面罩者应洗脸；避免药物进入眼睛；吸药前不能抹油性面膏。⑤吸入治疗时患者取舒适体位，雾化后痰液稀释刺激患者咳嗽，及时翻身拍背，协助排痰，保持呼吸道通畅。⑥吸入药液的浓度不能过大，吸入速度由慢到快，雾化量由小到大，使患者逐渐适应。⑦用面罩做雾化吸入的患儿，做完后要及时洗脸或用湿毛巾擦脸，着重清洁面罩覆盖区域，防止残留的药物刺激皮肤；吸药前不能抹油性面霜。雾化结束后，家长要帮患儿拍背排痰，并给患儿喂一些水或漱口，来清洁口腔。⑧心肾功能不全及年老体弱者要注意防止湿化或雾化量大造成肺水肿。自身免疫功能减退的患者雾化吸入时，应重视诱发口腔真菌感染问题。⑨采用氧气为气源可因吸入的是氧气而导致吸入氧分压迅速提高，这对于部分哮喘患者因雾化吸入 β_2 受体激动剂后通气/灌注（V/Q）比值改变而出现动脉血氧分压的下降可有预防作用。但另一方面，对于一些易出现 CO_2 潴留的患者（如慢阻肺伴呼吸衰竭患者）可自主呼吸抑制和加重 CO_2 潴留，因这些患者呼吸兴奋主要依赖于低氧刺激，而缺氧的改善使低氧刺激减弱，需引起警惕。⑩超声雾化方法不应用于含蛋白质或肽类药物的雾化治疗，也不应用于混悬液（如脂溶性糖皮质激素）的雾化治疗。

二、雾化吸入的误区

（1）雾化治疗前，不注重及时清除口腔分泌物及食物残渣　口腔分泌物、食物残渣会增加阻力和妨碍雾滴深入，导致药物更多地潴留在口腔内，可增加药物相关副作用，同时还可能因为口腔的不清洁，在雾化过程中，将口腔内的病菌带入下呼吸道内继发或加重呼吸道感染，所以，治疗前须充分清除气道分泌物，以利于气溶胶顺利进入下呼吸道和肺内沉积。鼻腔分泌物较多者，可以先将鼻腔冲洗后再雾化。

（2）雾化治疗前，不注重清除痰液和肺不张等因素　气管黏膜的肿胀、痉挛、分泌物潴留等病变导致气道阻力增加，狭窄阻塞部位近端药物沉积可能会增加，远端的药物沉积减少，使吸入的药物在呼吸道分布明显不均一，以及在下呼吸道和肺内沉积量明显减少，从而使临床疗效下降。

（3）不注意药液的温度　雾化之前需要注意保证药液适中的温度和湿度，药液温度太低时，释出的气雾容易刺激气道引起气道高反应、气管支气管收缩痉挛而加重病情。

（4）进行雾化治疗前没有常规洗手　加药者在加药前及帮助患者完成雾化吸入治疗后均要洗手，以免药物污染及减少患者间病原菌的传播。

（5）雾化全过程，刻意用力呼吸　患者的认知和配合能力决定了是否能有效地运用雾化器，而患者的呼吸模式影响着药物在下呼吸道的沉积量。雾化治疗前，应安抚患者以解除紧张的情绪和顾虑的心理，教会患者正确的吸入方法，嘱患者不必要刻意去用力呼吸，只需正常呼吸，间断配以深而慢的吸气，就足以使药液充分到达支气管和肺内。因为用力呼吸会引起吸气流量过快，局部易产生湍流，促使气溶胶互相撞击并沉积于口腔、咽部和大气道，且用力呼吸不仅使本来就不佳的肺功能下降，也导致吸入的药物还没来得及深入就已经被呼出，从而导致肺内沉积量显著下降。

（6）封住空气端口　很多患者担心药物流失过多，在雾化时故意封住雾化器上的空气端口，其实这是错误的做法。以硫酸沙丁胺醇为例，其气雾剂为 $100\mu g$/揿，临床上，成人一般每次两揿（$200\mu g$），而用于做雾化的吸入用硫酸沙丁胺醇溶液，成人一般每次 5mg。从中我们可以明显看出雾化剂用的 5mg，是气雾剂（喷剂）$200\mu g$ 的 25 倍剂量。其实，这个雾化用的剂量就是已经算它做雾化过程中会正常丢失的那部分在内了，封住空气端口反而可能使吸入药量增加，同时也可能增加药物的副作用，还可能被雾所呛而不舒服。雾化吸入治疗的初衷本来就是让患者舒适地去完成，封住了空气端口不仅引起上述的问题，还可以使患者呼吸起来更难受。

（7）不注意体位和雾化罐的"姿势" 雾化吸入治疗时，最好选择坐位，保持上半身直立，不能取坐位者，可以取半坐卧位，因为这样的体位更有利于吸入药物沉积到终末支气管及肺泡。躺着做雾化，效果相对差。另外，喷雾器（雾化罐）应保持与地面垂直，避免喷雾的药液倾斜流出去。

（8）氧气的流量调节过小 很多患者经氧源气流驱动做雾化治疗时，调节的气流过小（＜5L/min），这是会明显影响治疗效果的。雾化效果与气雾颗粒直径大小、单位时间内的释雾量等因素有关，较高的气流量可以产生更多和更小粒径的气雾。为了达到颗粒要求，又不使药物过早过快丢失，同时避免气流量过大可能导致的安全隐患，雾化时一般要求调节的气流在 6～8L/min。吸入药液的浓度不能过高，药液的量也不宜过多。对于初次雾化吸入的患者，要注意吸入速度由慢到快，雾化量由小到大，逐渐适应。

（9）认为雾化时间越长越好 很多患者觉得，雾化时间长一些效果会更好，只要看到雾化罐里还剩液体，就担心达不到治疗效果。其实雾化罐里有个正常的死腔容积不需要刻意用完，且随着雾化时间的进行，雾化罐里的药液随着溶剂的蒸发，药液的浓缩，气雾中药量会减少，气雾微粒将增大，雾化效果也会变差。

（10）认为儿童哭着做雾化效果更好 不仅是成人雾化吸入治疗时可能需要渐进式的方法，其实儿童更需要。很多家长给患儿做雾化时，一开始就将流量调到最大，将口鼻面罩紧紧贴着小儿面部，加剧了患儿的紧张和不配合心理，甚至导致哭闹。有的家长还错误地认为，"没事，哭着做雾化效果更好"……其实，患儿哭闹时，口鼻分泌物增多，增加雾化过程的气道阻力，阻碍药物颗粒到达目标气道。哭闹中，往往表现为吸气短促，呼气延长，药物还没来得及吸入就被呼出，药物微粒会以惯性运动方式而留存在口腔、咽部，从而影响疗效。安静时吸入比哭吵时治疗效果更好，所以哭闹厉害的患儿建议暂停治疗，进行安抚开导，待安静后再做。建议给患儿做雾化治疗的刚开始时，可以使雾化面罩离患儿 6～7cm，然后逐步减少到 3cm 左右，最后紧贴口鼻部，让患儿逐渐适应喷雾方式以及雾气的温度。雾化治疗时进行平静潮气呼吸，或行间歇性深呼吸，使雾滴吸入更深。

（11）不注重病情观察　大众普遍认为做雾化吸入治疗就是解痉平喘，不会因此导致呼吸困难，如果出现也是疾病的本身，其实这是错误的认识。在做雾化过程中，不正确的呼吸方式可损害心肺功能，导致"越做越喘"。采用氧气源雾化治疗时，存在 CO_2 潴留的患者（如慢阻肺伴呼吸衰竭患者）可因氧分压迅速提高而发生呼吸抑制和加重 CO_2 潴留，因这些患者呼吸兴奋主要依赖于低氧刺激，而缺氧的改善使低氧刺激减弱，需引起警惕。药液低渗、防腐剂诱发、气雾温度过低、对雾化液过敏等均可导致或加重胸闷、呼吸困难、恶心、呕吐等症状，医学上称之为"治疗矛盾现象"。因此，雾化吸入治疗过程中应密切观察患者面色、呼吸、神志状况等，如有面色苍白、异常烦躁及缺氧症状应立即停止雾化治疗。雾化吸入治疗过程中如果患者出现病情加重，如口干、恶心、胸闷、气促、心悸、呼吸困难、血氧饱和度下降等"治疗矛盾现象"，应注意及时鉴别和警惕，积极寻找原因。

（12）雾化治疗后没有注意配予必要的拍背排痰　雾化结束后应当注重患者的临床表现，雾化后痰液稀释可刺激患者咳嗽，应及时翻身拍背，协助排痰，保持呼吸道通畅。

（13）不注重雾化器、雾化面罩和呼吸管道的消毒或清洗　为防止雾化器污染和随后可能诱发的感染，雾化后应将雾化器、雾化面罩、呼吸管道进行必要的清洁和消毒，至少需要清水冲洗、擦干或晾干，应该每位患者一套，专人专用，以免交叉感染。

家庭雾化治疗者，为防止药物结晶堵塞雾化器的喷嘴，建议雾化完后加少量清水雾化数十秒，然后再冲洗雾化器。将空气导管外的所有喷雾器配件一起用清水（或温水）冲洗干净，甩干残留的水，将各部件放在干净的布或纸巾上晾干，或用布擦干，喷雾器完全干燥后，组装雾化器放入干净的盒内备用。

喷雾器每周可使用洗洁精或医用消毒液浸泡进行一次常规消毒，部分产品的雾化器可进行高温消毒，存放过久的喷雾器不宜再次使用。

（14）雾化瓶中液体的总量过多　一般推荐，成人雾化瓶内液体的总量4～6mL，小儿3～4mL。药液太少，到达下呼吸道的药量也相对少，达不到治疗效果。药量过多导致雾化时间过长，也影响产雾的质量和药性，而且对于患儿来说，雾化时间过长会导致其注意力不集中、不耐烦、哭闹等，吸入效率也大大减低。

（15）以静脉制剂替代雾化制剂使用　如氨溴索等药物，国内尚无雾化剂型，以静脉制剂替代雾化制剂使用属于超说明书用药，甚至是不合理用药。非雾化制剂的药物无法达到雾化颗粒要求，无法通过呼吸道清除，可能在肺部沉积，从而增加肺部感染的发生率；静脉制剂中含有防腐剂，如酚、亚硝酸盐等，吸入后可诱发哮喘发作，故不推荐雾化使用。

利巴韦林在国内有气雾剂，但无雾化剂型。由于雾化需在封闭空间进行，且利巴韦林的抗病毒谱及其副作用等原因，不作为常规推荐。α干扰素为抗病毒治疗常用药物，已有临床使用经验，但其有效性也需进一步证实。

第四节　联合雾化吸入治疗的呼吸康复训练

雾化联合一些呼吸康复训练，不仅可以提高雾化药物效果，还可以促进患者呼吸功能的康复。

一、抗阻呼气训练

抗阻呼气训练是在呼气时施加阻力的呼吸训练方法，以适当增加气道阻力，减轻或防止病变部位小气道在呼气时过早闭合，从而达到改善通气和换气，减少肺内残气量的目的。

1. 适应证

慢性阻塞性肺疾病（慢性支气管炎、肺气肿、哮喘和囊性纤维症）、脊髓损伤等。

2. 禁忌证

临床病情不稳定，感染未控制，呼吸衰竭，训练时可导致病情恶化的其他临床情况，严重的认知缺陷及影响记忆和依从性的精神疾病。

3. 操作方法与步骤

可以采用缩唇呼气（图 3-2）、吹瓶呼吸和发音呼吸等。这里以缩唇呼气为例，介绍操作方法与步骤：训练时，让患者处于舒适放松体位，闭嘴经鼻深吸气，呼气时将口收拢为吹口哨状，使气体缓慢地通过缩窄的口形，吸气与呼气的比为 1：2；呼气时缩唇大小由患者自行选择调整，不要过大或过小；通常有很多呼吸困难的患者用此方法可改善气促，在大多数情况下，患者掌握腹式呼吸后，可不再使用缩唇呼气方式。

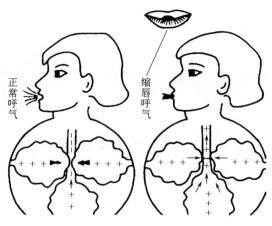

图 3-2　正常呼气与缩唇呼气

4. 注意事项

（1）训练环境安静，避免患者受到过多的干扰。

（2）让患者穿宽松的衣物，采取舒适放松的体位。

（3）避免憋气和过分减慢呼吸频率，以免诱发呼吸性酸中毒。

（4）肺部疾病的康复治疗原则是持之以恒、循序渐进、因人而异。

（5）逐步增加运动量，量力而行，以不引起明显疲劳感为度，否则可能诱发或加重肺部疾病的发作。

二、腹式呼吸训练

腹式呼吸训练是以训练腹式呼吸、强调膈肌运动为主的训练方法，以改善异常呼吸模式，有效减少辅助呼吸肌的使用，达到改善呼吸效率、降低呼吸能耗的目的。

1. 适应证

脊髓损伤，慢性支气管炎肺气肿或阻塞性肺疾病，严重的脊柱侧凸或后凸导致的呼吸功能障碍等。

2. 禁忌证

临床病情不稳定，感染未控制，呼吸衰竭，训练时可导致病情恶化的其他临床情况，严重的认知缺陷及影响记忆和依从性的精神疾病。

3. 操作方法与步骤

患者仰卧位或坐位（前倾倚靠位）。腹部放松，经鼻缓慢深吸气，隆起腹部；呼气时缩唇将气缓慢吹出，同时收缩腹肌，促进横膈上抬。吸气与呼气的时间比约为 1：2，刚开始练习时，一次练习 1～2min，逐渐增加至每次 10～15min，每日锻炼两次。腹式呼吸见图 3-3。

4. 注意事项

（1）训练环境安静，避免患者受到过多干扰。

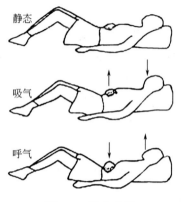

静态

吸气

呼气

图 3-3　腹式呼吸

（2）教会患者放松的技巧，特别是吸气辅助肌的放松。

（3）避免憋气和过分减慢呼吸频率，以免诱发呼吸性酸中毒。

（4）肺部疾病的康复治疗原则是持之以恒、循序渐进、因人而异。

（5）逐步增加运动量，量力而行，以不引起明显疲劳感为度，否则可能诱发或加重肺部疾病的发作。

三、胸式深呼吸训练

胸式深呼吸训练，目的是增加肺容量，使胸腔充分扩张。

1. 适应证

脊髓损伤，慢性支气管炎肺气肿或阻塞性肺疾病，严重的脊柱侧凸或后凸导致的呼吸功能障碍等。

2. 禁忌证

临床病情不稳定，感染未控制，呼吸衰竭，训练时可导致病情恶化的其他临床情况，严重的认知缺陷及影响记忆和依从性的精神疾病。

3. 操作方法与步骤

训练时，患者处于放松体位，然后经鼻深吸一口气，在吸气末，憋住气保持几秒钟，以便有足够的时间进行气体交换，并使部分塌陷的肺泡有机会重新扩张；然后经口腔将气体缓慢呼出，可以配合缩唇呼气技术，使气体充分排出。

4. 注意事项

训练时要注意避免过度耸肩，余参考抗阻呼气训练。

四、局部呼吸训练

局部呼吸训练是针对肺的某些区域可能出现的换气不足，对肺部特定区域进行的扩张训练。

1. 适应证

手术后及其他原因引起的肺不张或胸壁纤维化。

2. 禁忌证

临床病情不稳定，感染未控制，呼吸衰竭，训练时可导致病情恶化的其他临床情况，严重的认知缺陷及影响记忆和依从性的精神疾病。

3. 操作方法与步骤

治疗师或患者把手放于需加强呼吸训练的部位，嘱患者深呼吸，吸气时治疗师在胸部局部施加压力。

4. 注意事项

（1）训练环境安静，避免患者受到过多的干扰。
（2）患者穿宽松的衣物，采取舒适放松的体位。

五、排痰训练

若痰液不易咳出，指导患者有效咳嗽的方法如下：①患者取坐位或立位，上身略前倾。②嘱患者缓慢深呼吸，屏气 2s 后收缩腹肌，用力连续咳嗽 3 次，停止咳嗽后缩唇，尽量呼出余气。③按照上述步骤连续做 2～3 次，休息后可重复进行。根据患者病情，可采取胸部叩击、振动排痰仪排痰、体位引流等促进排痰的物理治疗方法。

1. 胸部叩击

（1）操作步骤 ①患者一般取侧卧位或坐位。②叩击者手指弯曲、并拢，掌侧成杯状，从肺底由下向上、由外向内，快速叩击背部（图 3-4）。③每次连续叩击 3～5min。④操作过程中鼓励患者咳嗽、咳痰，密切监测患者生命体征变化，如有异常立即停止叩击。

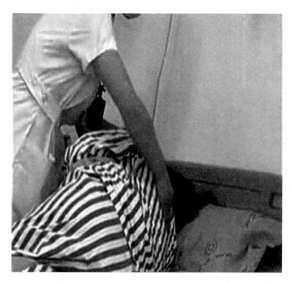

图 3-4 胸部叩击示意

（2）注意事项 ①根据患者体形、营养状况、耐受能力，合理选择叩击时间和频率。②不可在裸露的皮肤上叩击，注意避开乳房、心脏、衣服拉链纽扣等部位。

2. 振动排痰仪排痰（图 3-5）

（1）操作步骤 ①确定排痰部位，暴露振动部位。②根据患者情况设定振动频率和时间，若患者病情允许，每次可持续治疗 10～20min。③按照自下而上、由外向内的顺序依次叩击，叩击头与患者肋缘紧密贴合。④治疗过程中注意监测患者生命体征，关注患者不适主诉。⑤治疗结束后协助患者用力咳嗽，评估排痰效果。

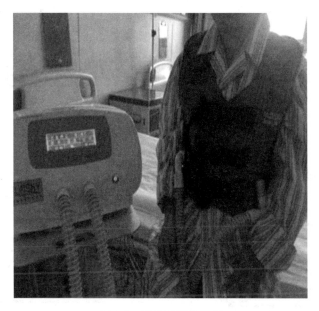

图 3-5　振动排痰仪排痰

（2）注意事项　①宜在餐前 1～2h 或餐后 2h 进行。②注意避开胃肠、心脏部位。③操作前可进行雾化治疗，操作结束后指导患者深呼吸及有效咳嗽。

3. 体位引流

（1）操作步骤　①根据患者病灶部位和耐受程度选择合适的体位（图 3-6）。原则上病变部位位于高位，引流支气管开口向下。②引流时嘱患者间歇做深呼吸后用力咳嗽，若患者情况允许，可同时采用胸部叩击、振动排痰等促进排痰。③引流顺序：先上叶，后下叶；若有两个以上炎性部位，先引流痰液较多的部位。④引流过程中密切观察患者生命体征变化，若出现心律失常、血压异常等应立即停止引流。⑤操作结束后评估引流效果。

（2）注意事项　①禁用于有明显呼吸困难、缺氧、近 1～2 周内有大咯血史、患有严重心血管疾病或年老体弱不能耐受的患者。②根据患者病情，每日可进行 2～3 次，每次 15min。③宜在餐前 30min

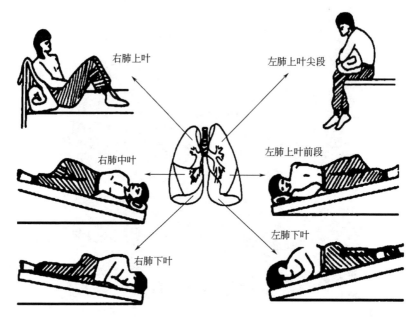

图 3-6　体位引流的体位选择

或餐后 2h 进行。

4. 咳嗽训练

深吸气以达到必要的吸气容量，短暂屏住呼吸以使气体在肺内得到最大分布，关闭声门以进一步增强气道中的压力，增加腹内压来进一步增加胸内压，声门突然打开，形成由肺内冲出的高速气流，促使分泌物移动，随咳嗽排出体外。

六、呼吸操

（一）第一部分

1. 头颈放松

① 预备姿势：两足开立双手叉腰（图 3-7）。

② 动作：头颈向左右缓慢地转动，上身及腰部不要转动，意念

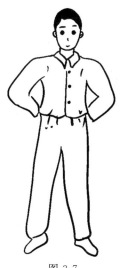

图 3-7

想一个"松"字,从头顶-眼-面-颈部——放松,10~20次(图 3-8)。

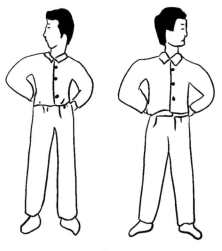

图 3-8

2. 肩背放松

① 预备姿势:两足开立双手叉腰。

② 动作:躯干稍前倾,双肘屈曲90°,肩、胸、背部放松,双上

臂及肩关节自前向后重复自后向前交替做环行运动，动作宜缓慢轻柔，10～20次（图3-9）。

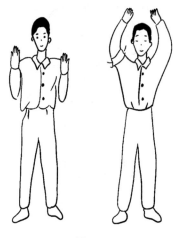

图 3-9

3. 摆臂放松

① 预备姿势：两脚开立，两臂放松自然下垂（图3-10）。

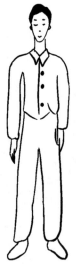

图 3-10

② 动作：上肢放松自然下垂然后慢慢摆动，幅度从小到大，再慢慢减小，10~20 次（图 3-11）。

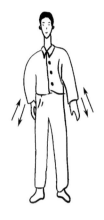

图 3-11

4. 胸腰骶部放松

① 预备姿势：两脚开立比肩稍宽，两手先摩擦手掌、手背，然后叉腰拇指在前（图 3-12）。

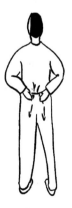

图 3-12

② 动作：两手用力从腰部-骶部-臀部向下按摩。腰部自左向后、右、前做回旋动作，再改为自右向后、左、前回旋，两腿始终伸直，

膝勿屈，用手托腰部不要太用力，回旋的圈子要逐渐增大，胸腰臀部放松（图3-13）。

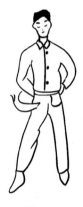

图 3-13

5. 全身放松

① 预备姿势：姿势静立，两臂自然下垂，双目轻闭，口自然闭合，舌尖抵住上颚，呼吸要调整得均匀平稳（图3-14）。

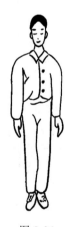

图 3-14

② 动作：吸气要默想"静"字，吸气要默想"松"字，同时有意识地放松全身，时间到全身放松为止。

（二）第二部分

1. 摇臂运动

① 预备姿势：两脚开立比肩稍宽，两臂自然下垂。

② 动作：双臂前后摆动（图 3-15）-双臂向前摆动（图 3-16）-双臂同时前后摆动-两臂前后交叉内外摆动。先直立位摆动，熟练后再前倾位摆动。

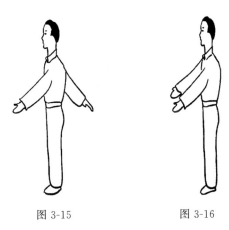

图 3-15   图 3-16

2. 悬臂划圈运动

① 预备姿势：两脚开立比肩稍宽，两臂自然下垂（图 3-17）。

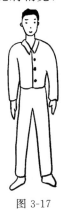

图 3-17

② 动作：两臂交叉划圈 360°，圈的直径自小逐渐增大（图 3-18）。

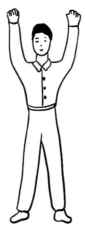

图 3-18

3. 转颈运动

① 预备姿势：两脚开立，双手叉腰，拇指向前。

② 动作：颈放松，两眼盯视目标，自右髋-右肩-左髋-左肩-右髋慢慢转动反复数次（图 3-19）。

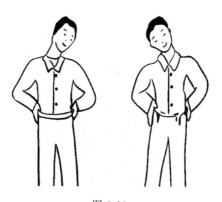

图 3-19

4. 收肩运动

① 预备姿势：两脚开立比肩稍宽，两臂自然下垂，头略后仰

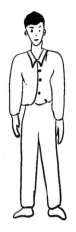

图 3-20

（图 3-20）。

②动作：两肩胛骨向内收拢，同时深吸气，屏气几秒钟，放松同时缓慢呼气（图 3-21）。

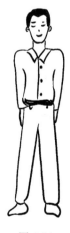

图 3-21

5. 双臂开合运动

①预备姿势：两脚开立，两掌横放在眼前，掌心向外，手指稍曲，肘斜向外（图 3-22）。

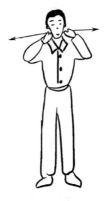

图 3-22

② 动作：两掌同时向左右分开，手掌渐握成虚拳，两前臂逐渐向地面垂直，胸部尽量向外挺出。两臂仍屈肘，两拳放开成掌，还原时含胸拔背。分开时吸气，还原时呼气；拉开时两臂平行伸开，不宜下垂，肩部及掌指稍用力。动作应慢逐渐向后拉，使胸挺出，肩胛骨夹紧（图 3-23）。

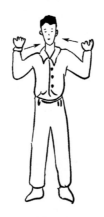

图 3-23

6. 双手举鼎

① 预备姿势：两脚开立与肩同宽，两臂屈肘，双手虚握拳平放胸前（图 3-24）。

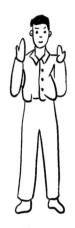

图 3-24

② 动作：两拳逐渐松开掌心向上，两臂柔和地向上直举，眼跟随两掌上举而向上看（图 3-25）。两手逐渐下降，下降时逐渐握成虚拳，手指稍用力恢复预备姿势。上举时吸气，下降时呼气。

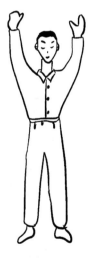

图 3-25

7. 弯腰分臂运动

① 预备姿势：两足开立，两手交叉于胸前。

② 动作：双腿挺直，体向前弯。两臂伸直，两手在胸前交叉，眼看两手（图 3-26）。直腰两手交叉举至头顶上端如向上攀物状，尽量使筋伸展，身体挺直（图 3-27）。两臂向两侧分开，恢复预备姿势，弯腰时呼气，直腰时吸气。

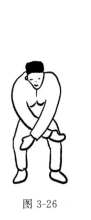 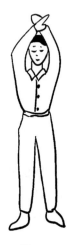

图 3-26   图 3-27

8. 侧弯腰运动

① 预备姿势：两脚开立与肩同宽，双手叉腰（图 3-28）。

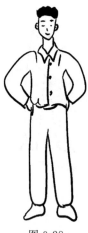

图 3-28

② 动作：腰部左右侧弯，右侧弯时右臂伸向下方，左侧弯时左臂伸向下方，侧弯时呼气，直腰时吸气（图 3-29）。

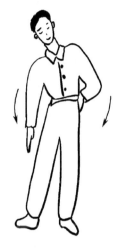

图 3-29

9. 压腹呼气

① 预备姿势：坐位两脚开立，与肩同宽。

② 动作：深吸气时头微上仰，两手置于腹前（图 3-30），当呼气终末时双手按下腹部帮助呼气（图 3-31）。

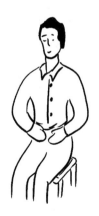

图 3-30

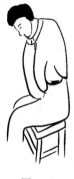

图 3-31

10. 折体呼吸

① 预备姿势：坐位、站位均可，双臂前平举（图 3-32）。

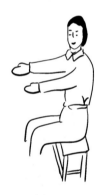

图 3-32

② 动作：呼气时弯腰，双臂在大腿后交叉（图 3-33），同时腹肌收缩，吸气时直腰，双臂恢复前平举，腰微向后挺，腹肌放松，膈肌下降，腹部隆起。

（三）第三部分

1. 下肋呼吸或肺段呼吸

① 预备姿势：坐位、站位均可，双手轻松地放在下肋上以辅助

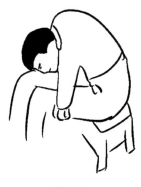

图 3-33

深呼吸。

② 动作：在深呼吸时开始仅一只手加压辅助深呼吸，然后保持一定压力抵抗吸气，另一侧重复上述运动直至单侧加压可以充分控制后即行双侧加压。这种方法可使该区域的肺段充分膨胀，一般在肺侧面、肋间、肺尖和后底段。

2. 横膈呼吸

① 预备姿势：坐位、站位均可，双手放在肋膈角下方腹壁上。

② 动作：要主动进行膈肌深呼吸，吸气时使膈肌移动，将注意力集中于腹部运动，腹部放松隆起，此时放在肋膈角下方的双手轻轻加压，用力呼吸，同时腹肌紧张，膈肌上升，双手辅助给予腹部压力，使气尽量呼出。

（四）第四部分

① 行走锻炼：应选择在感觉舒适的地方进行，当出现气急时应停下来休息。

② 登阶训练：开始 2 个阶梯，每天每次 2min 至 10 个阶梯 10min。

除呼吸训练康复外还有一些其他有益患者的针对性训练方法，如采用氧气雾化吸入结合术前气管推移训练治疗行颈椎前路手术患者，在儿童肺炎临床治疗中给予糖皮质激素雾化吸入联合穴位贴敷治疗等均可获得较为显著的治疗效果，同时各项症状恢复时间、住院时间均明显缩短，值得在临床上推广应用。

附　录

附录 1　常见雾化吸入药物及注意事项汇总

常见雾化吸入药物及注意事项汇总见附表 1。

附表 1　常见雾化吸入药物及注意事项汇总

分类	药物	注意事项
吸入性糖皮质激素	布地奈德、二丙酸倍氯米松、丙酸氟替卡松、环索奈德等	①不良反应发生率低于全身用糖皮质激素,局部不良反应有口干、声音嘶哑、咽部疼痛不适,舌部和口腔刺激、溃疡,反射性咳嗽和口腔念珠菌病,吸药后及时用清水漱口可减少上述不良反应。②低剂量对下丘脑-垂体-肾上腺轴、儿童生长发育、骨质密度无明显抑制作用,对血糖、骨密度影响小。长期高剂量吸入可能会致皮肤瘀斑、肾上腺功能抑制、儿童生长延迟和骨密度降低等,也可能与白内障和青光眼的发生有关。③雾化吸入过程中要避免药物进入眼睛,使用面罩吸药时,在吸药前不能涂抹油性面膏,吸药后立即清洗脸部,以减少经皮肤吸收的药量
β_2 受体激动剂	特布他林、沙丁胺醇	①可能会引起口部和咽喉疼痛及支气管痉挛症状或原有症状加重现象。主要不良反应有骨骼肌震颤(通常手部较为明显)、头痛、低钾血症、心律失常、外周血管舒张、轻微的代偿性心率加快;罕见过敏反应包括血管神经性水肿、荨麻疹、支气管痉挛、低血压、虚脱等。②支气管痉挛严重时,避免超常剂量使用 β 受体激动剂,以防严重心律失常的发生。③慎用于甲状腺功能亢进症、高血压、糖尿病患者。④相互作用:与噻嗪类利尿剂、黄嘌呤衍生物、糖皮质激素联用时会增加低钾血症发生的可能;与甲基多巴合用可引起严重的急性低血压反应

分类	药物	注意事项
抗胆碱能药物	异丙托溴铵、复方异丙托溴铵(异丙托溴铵＋硫酸沙丁胺醇)	①不良反应主要有口干、口中金属味、头痛、恶心、心动过速、心悸、眼部调节障碍、胃肠动力障碍和尿潴留等。有时可见咳嗽、局部刺激。偶可发生皮疹、舌/唇/面部血管性水肿、荨麻疹、喉痉挛和过敏反应。②复方异丙托溴铵需注意不能与其他药品混在同一雾化器中使用。③慎用于青光眼、前列腺增生或膀胱癌颈部梗阻者。④用面罩雾化吸入抗胆碱能药液可诱发急性青光眼,可能是药液直接对眼睛的刺激作用引起。⑤极少数吸入抗胆碱能药物后,可诱发支气管痉挛,原因可能是早期制剂中含有的氟利昂抛射剂、防腐剂、气雾温度过低或对药液过敏所诱发,出现上述不良反应应立即停用
黏液溶解剂	N-乙酰半胱氨酸、盐酸氨溴索	①雾化吸入 N-乙酰半胱氨酸可用于特发性肺纤维化的治疗,尤其适用于早期患者。常见不良反应是对鼻咽和胃肠道有刺激,可出现鼻溢液、口腔炎、恶心和呕吐等。②盐酸氨溴索具有祛痰、镇咳的作用,该药注射制剂的说明书未推荐雾化使用,其雾化剂型在国内尚未上市,国外已有雾化吸入剂型。在我国已有较多的临床用静脉制剂进行雾化治疗的经验报道。
抗菌药物	氨基糖苷类:阿米卡星、庆大霉素、妥布霉素;β-内酰胺类:氨曲南、头孢他啶;多肽类:多黏菌素;抗真菌药:两性霉素 B 等	①雾化吸入抗菌药物优点是吸入后肺部药物浓度较高,且全身不良反应少。②妥布霉素被 FDA 批准用于雾化吸入治疗囊性纤维化疾病;氨曲南被 FDA 批准用于改善感染铜绿假单胞菌的囊性纤维化者的呼吸症状。③抗菌药物雾化吸入多用于长期有铜绿假单胞菌感染的支气管扩张症和多重耐药菌感染的院内获得性肺炎如呼吸机相关性肺炎等。目前我国尚无专供雾化吸入的抗菌药物制剂,某些静脉制剂含有防腐剂,如酚、亚硝酸盐吸入后可诱发哮喘发作,因此不推荐以静脉制剂替代雾化制剂使用
抗病毒药物	α 干扰素、利巴韦林	①α 干扰素:抗病毒治疗常用药物,已有临床使用,应连续吸入,需在封闭空间进行,不作为常规推荐。②利巴韦林:适于有明确的病毒感染者

分类	药物	注意事项
其他药物	高渗盐水（浓度为3%）	能有效缩短急性毛细支气管炎患儿住院时间，有效降低严重度。若使用该药48～72h患者临床症状不缓解或有刺激性呛咳应停用。支气管哮喘患儿禁用

注：FDA 批准的、未在国内上市的雾化吸入用药：

① 氟尼缩松、糠酸莫米松：用于哮喘。

② 色甘酸钠：预防支气管哮喘。但尚无儿童雾化吸入推荐剂量，有效性也需进一步证实。

③ 曲前列尼尔、伊洛前列素：用于肺动脉高压。

④ 羟乙基磺酸喷他脒：用于 HIV 感染患者预防肺孢子菌肺炎。

⑤ 氯醋甲胆碱：用于检测气道高反应性。

附录2 雾化吸入药物的配伍禁忌

雾化吸入药物的配伍禁忌见附表2。

附表 2 雾化吸入药物的配伍禁忌

	沙丁胺醇	阿福特罗	肾上腺素	福莫特罗	左旋沙丁胺醇	间羟异丙肾上腺素	布地奈德	色甘酸	异丙托溴铵	乙酰半胱氨酸	多黏菌素	妥布霉素	氯化钠溶液	α-链道酶
沙丁胺醇		NI	NI	NI	NI	NI	C	C	C	NI	C	C	NI	X
阿福特罗	NI		NI	NI	NI	NI	C*1	NI	C*1	C*1	NI	NI	NI	X
肾上腺素	NI	NI		NI	NI	NI	NI	NI	NI	NI	NI	NI	NI	X
福莫特罗	NI	NI	NI		NI	NI	C	NI	C	NI	NI	NI	NI	X
左旋沙丁胺醇	NI	NI	NI	NI		NI	C	C*1	C*1	NI	NI	NI	NI	X
间羟异丙肾上腺素	NI	NI	NI	NI	NI		NI	NI	NI	NI	NI	NI	NI	X
布地奈德	C	C*1	NI	C	C	NI		C	C	C	NI	X	NI	X
色甘酸	C	NI	NI	NI	C*1	C	C		C	NI	C	C	NI	X
异丙托溴铵	C	C*1	NI	NI	C*1	C	C	C		C	NI	NI	NI	X
乙酰半胱氨酸	NI	C*1	NI	NI	NI	NI	C	C	C		C	NI	NI	X

	沙丁胺醇	阿福特罗	肾上腺素	福莫特罗	左旋沙丁胺醇	间羟异丙肾上腺素	布地奈德	色甘酸	异丙托溴铵	乙酰半胱氨酸	多黏菌素	妥布霉素	氯化钠溶液	α-链道酶
多黏菌素	C	NI	NI	NI	NI	NI	NI	NI	NI	C		CD	NI	X
妥布霉素	C	NI	NI	NI	NI	NI	X	X	C	NI	CD		NI	X
氯化钠溶液	NI	NI	NI	NI	NI	NI	NI	NI	NI	NI	NI	NI		X
α-链道酶	X	X	X	X	X	X	X	X	X	X	X	X	X	

注：C：有临床研究确证特定混合物的稳定性和相容性；C*¹：来自生产厂家的报告确证特定混合物的稳定性和相容性，在许多情况下，这些例子不适用于综述，通过包装内的说明或与厂家直接沟通确认；X：有证据确认或建议，特定混合物不能配伍；NI：评价配伍稳定性证据不充分，除非将来有证据证明可行；CD：配伍稳定性数据有争议。

摘自：雾化吸入疗法合理用药专家共识（2019年版）。

参 考 文 献

[1] 中华医学会呼吸病学分会《雾化吸入疗法在呼吸疾病中的应用专家共识》制定专家组.
雾化吸入疗法在呼吸疾病中的应用专家共识 [J].中华医学杂志,2016,96(34):
2696-2708.

[2] 中华医学会临床药学分会《雾化吸入疗法合理用药专家共识》编写组.雾化吸入疗法
合理用药专家共识(2019年版)[J].医药导报,2019,38(2):135-146.

[3] 中国医师协会急诊医师分会,中国人民解放军急救医学专业委员会,北京急诊医学学
会,等.雾化吸入疗法急诊临床应用专家共识(2018)[J].中国急救医学,2018,
38(7):565-574.DOI:10.3969/j.issn.1002-1949.2018.07.002.

[4] 中华医学会呼吸病学分会呼吸治疗学组.机械通气时雾化吸入专家共识(草案)[J].
中华结核和呼吸杂志,2014,37(11):812-814.

[5] 申昆玲,李云珠,李昌崇,等.糖皮质激素雾化吸入疗法在儿科应用的专家共识
(2018年修订版)[J].临床儿科杂志,2018,36(2):95-107.

[6] 李恒涛,王根在,田铭霞,等.社区卫生服务中心雾化室建设标准(上海市浦东新
区、奉贤区专家共识)[J].中国全科医学,2018,21(34):4174-4177.

[7] 白澎,孙永昌.吸入疗法的历史(一)[J].中华结核和呼吸杂志,2013,36(7):
555-556.

[8] 王兆东,邓家华,周建平,等.呼吸道药物递送——雾化吸入剂的研究进展 [J].
世界临床药物,2011(5):64-70.

[9] 倪忠,罗凤鸣,王吉梅,等.针对新型冠状病毒感染患者的雾化吸入治疗的建议 [J].
中国呼吸与危重监护杂志,2020,19(2):1-5.

[10] 洪建国,陈强,陈志敏,等.儿童常见呼吸道疾病雾化吸入治疗专家共识 [J].中
国实用儿科杂志,2012,27(04):265-269.

[11] 冯木兰,陈玉卿,曹娟.呼吸科雾化吸入常用药物及注意事项 [J].中国校医,
2014,28(4):268,270.

[12] 李秀宪,沈青,李晓如,等.法舒地尔雾化吸入治疗肺动脉高压的临床研究 [J].
中国中西医结合急救杂志,2016,23(2):210-211.

[13] 葛忠军,于忠,王宁夫,等.硝普钠雾化吸入对肺源性心脏病右心衰竭的疗效及安
全性研究 [J].心脑血管病防治,2007(4):39-40.

[14] 唐良法,王丹凤,吴晓东,等.氧气雾化吸入血凝酶治疗咯血临床疗效观察 [J].
临床肺科杂志,2013,18(4):729.

[15] 刘丽萍,唐宁波,孙月眉,等.妊娠合并支气管哮喘33例治疗分析 [J].中国医师
杂志,2011,13(10):1374-1376.

[16] 杨秀云，晏晓波．鱼腥草、丹参注射液合剂雾化吸入治疗重度放射性口腔黏膜反应 24 例效果观察 [J]．齐鲁护理杂志，2011（33）：7-8.

[17] 李小平，常凯悦．氧气雾化与超声雾化吸入盐酸氨溴索治疗矽肺合并呼吸道感染的临床效果 [J]．临床医学研究与实践，2019，4（20）：19-21. DOI：10.19347/j.cnki.2096-1413.201920009.

[18] 周冼虹，卢文，周笑娟．氧气雾化吸入在气管插管全麻术前的应用 [J]．中国医药指南，2012（33）：174-175.

[19] 田增奎．胰岛素雾化吸入用于 2 型糖尿病治疗研究进展 [J]．中国处方药，2019（6），28-29.

[20] 赵黎，缪晚虹，李青松，等．雾化疗法在眼科中的临床应用 [J]．中国中医眼科杂志，2019，29（5）：420-423. DOI：10.13444/j.cnki.zgzyykzz.2019.05.022.

[21] 刘微，乐露平．家庭雾化吸入的健康指导 [J]．养生保健指南，2017（7）：199.

[22] 《常用康复治疗技术操作规范》编写组．常用康复治疗技术操作规范（2012 年版）[M]．北京：中国妇女出版社，2012.